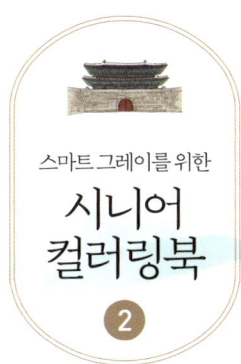

스마트 그레이를 위한
시니어 컬러링북
②

스마트 그레이를 위한
시니어 컬러링북

❷ 아름다운 우리나라 여행

1판 1쇄 인쇄 2024년 7월 10일
1판 1쇄 발행 2024년 7월 20일

일러스트 샤인
발행인 김용환
디자인 임현주

등록 2019년 7월 16일(제406-2019-000079호)
주소 서울시 구로구 디지털로 288, 1212-27호
연락처 070-8957-7076 / sowonbook@naver.com
ISBN 979-11-91573-18-3 13650

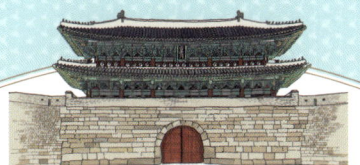

스마트 그레이를 위한
시니어 컬러링북

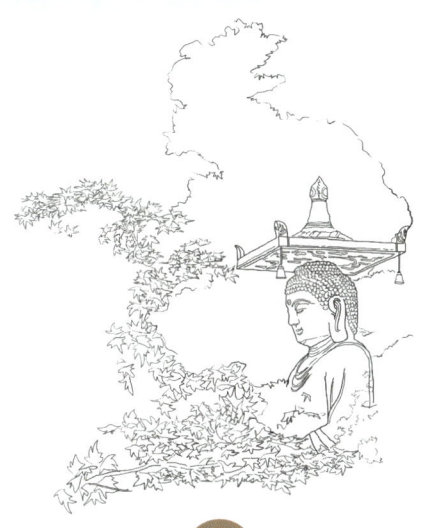

2
아름다운 우리나라 여행

건강하고 행복한 내일의 준비

세개의소원

차례

추천의 글　8

컬러링 가이드　10

이 책의 사용법　12

파트 1

서울 ─ 서울타워
16

서울 ─ 남대문
18
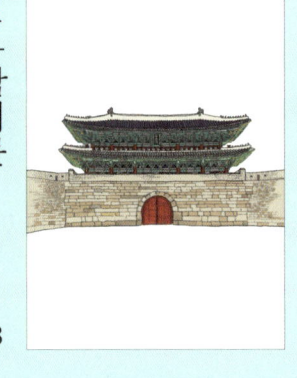

서울 ─ 북촌한옥마을
20
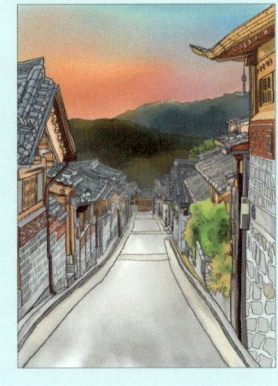

서울 ─ 봉은사
22
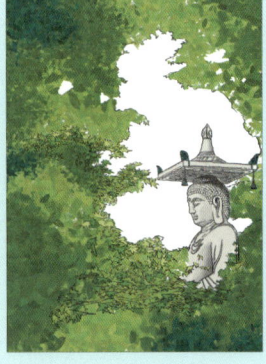

경기 ─ 두물머리
24
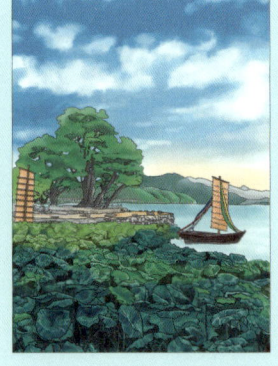

경기 ─ 수원화성
26
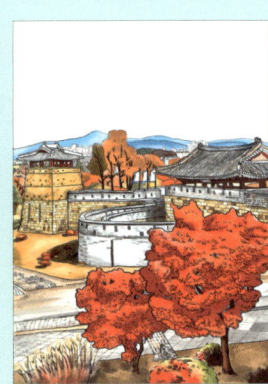

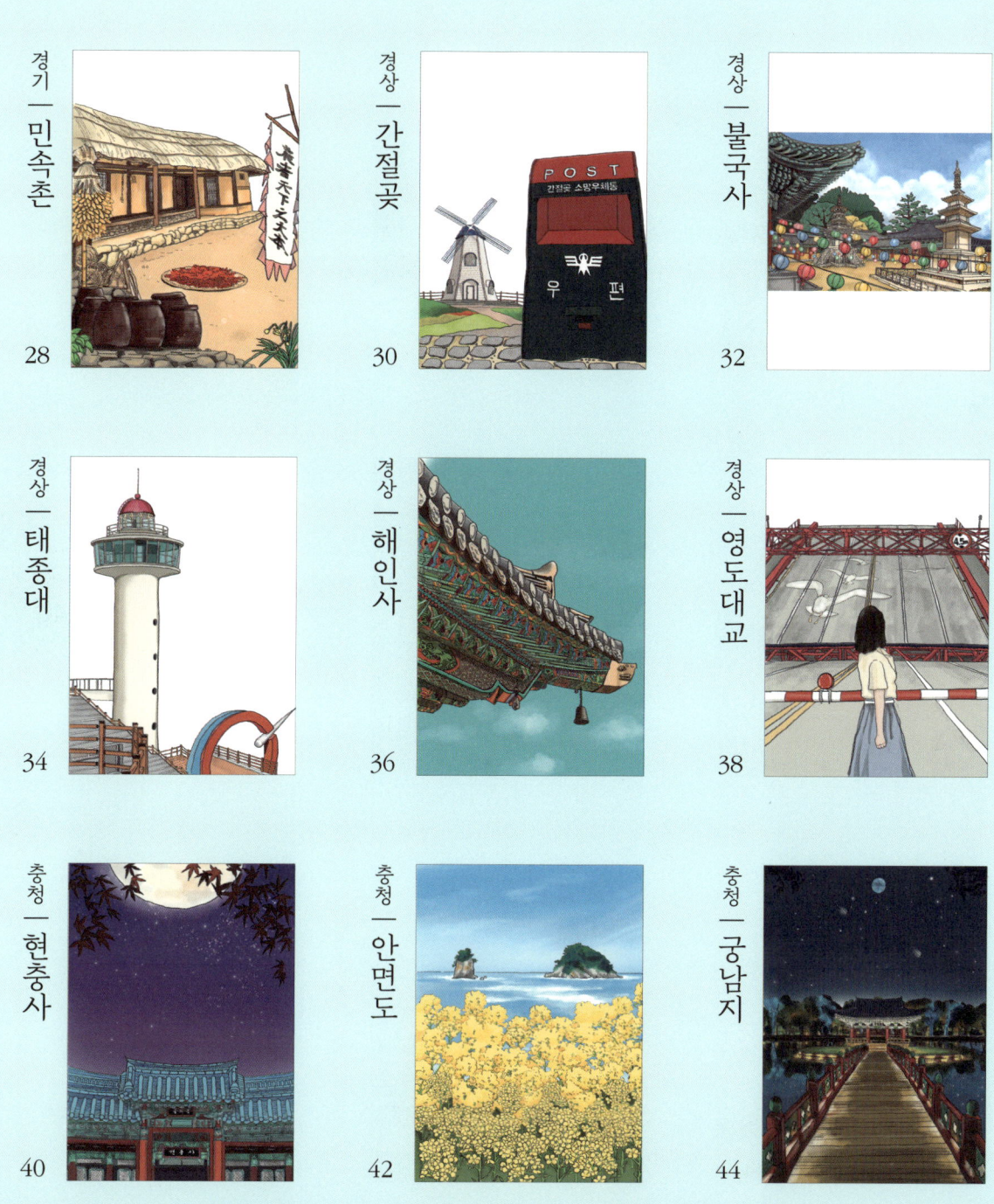

파트 2

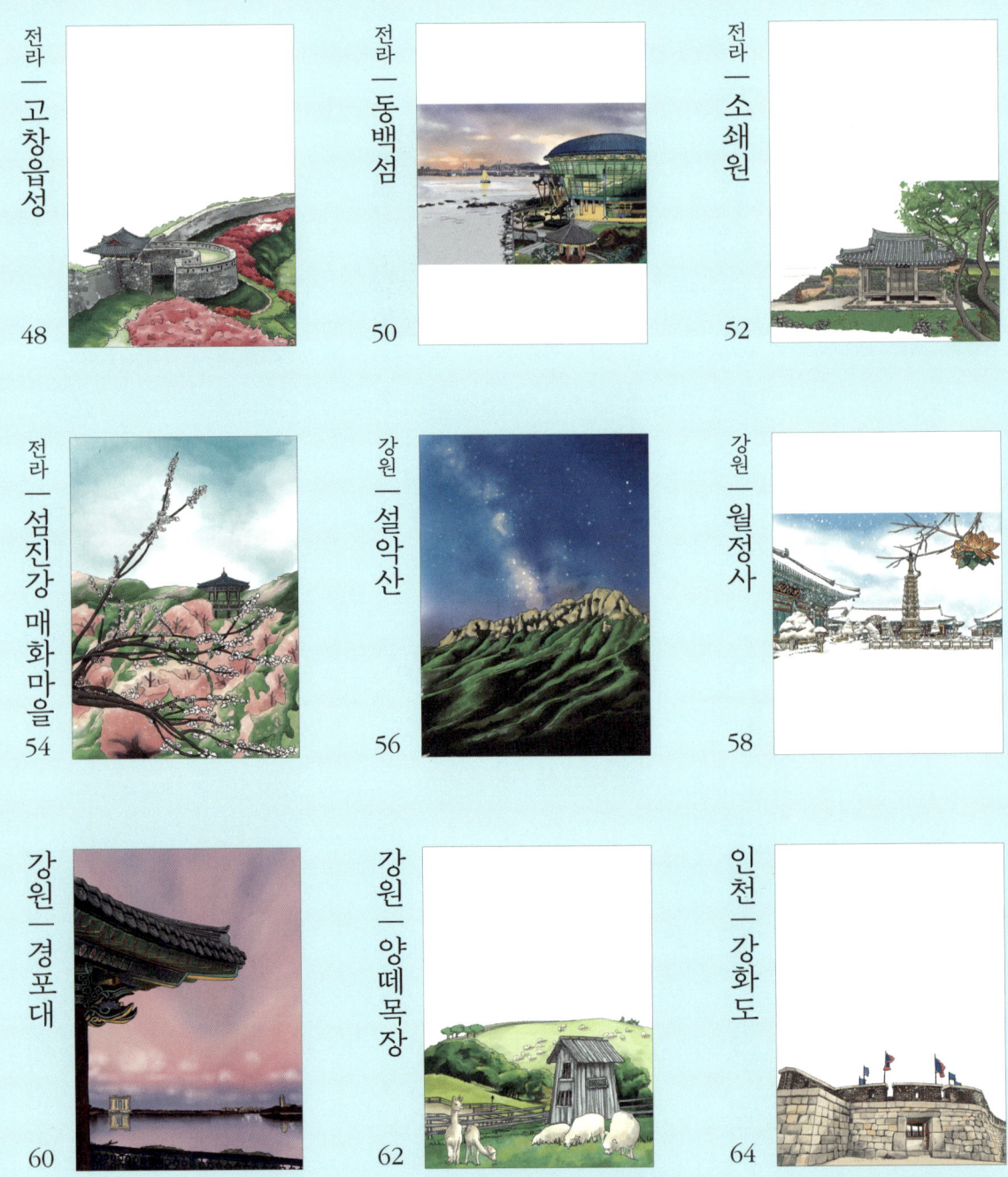

전라 — 고창읍성 48

전라 — 동백섬 50

전라 — 소쇄원 52

전라 — 섬진강 매화마을 54

강원 — 설악산 56

강원 — 월정사 58

강원 — 경포대 60

강원 — 양떼목장 62

인천 — 강화도 64

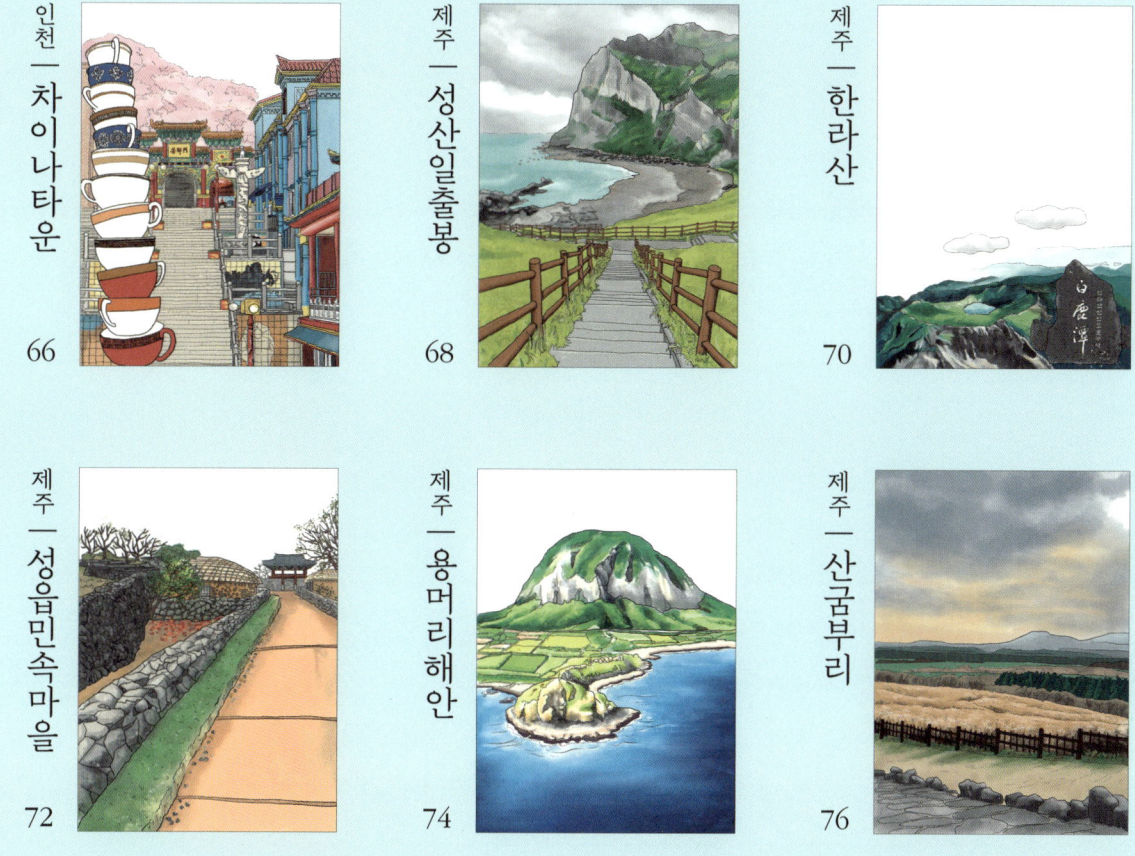

인천 — 차이나타운 66

제주 — 성산일출봉 68

제주 — 한라산 70

제주 — 성읍민속마을 72

제주 — 용머리해안 74

제주 — 산굼부리 76

스케치 모음 78

추천의 글

건강하고 행복한 노년의 준비

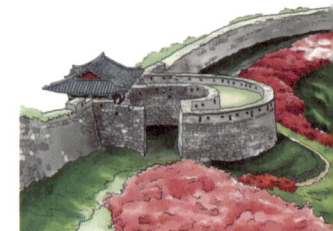

치매에 걸린 노모를 모시는 50대 중반의 교육생의 이야기입니다.

"요즘 자주 깜박깜박하고 단어도 잘 생각나지 않는 것이 아무래도 불안해서 치매 검사를 받아봤어요. 다행히 치매는 아니었습니다. 그런데 검사 결과를 기다리는 그 짧은 순간, 천국과 지옥을 오간 기분이었어요. 나마저 치매에 걸리면 우리 어머니는 어떡하나 하는 생각이 들어서요."

치매 인구 100만 시대. 치매에 대한 관심이 높아지는 동시에 치매를 향한 두려움도 커지고 있습니다. 어르신들만 치매를 두려워하는 것은 아닙니다. 최근에는 65세 이전에 발병하는 초로기 치매가 증가하면서 나이를 불문하고 치매의 두려움에서 벗어나기 힘듭니다.

노화 그리고 다양한 신체적·정신적 요인으로 인한 뇌 기능 손상으로 인지 기능이 저하되는 치매. 예방을 위해서는 적극적으로 대뇌 활동을 활성화해야 합니다. 치매의 원인은 매우 다양하고, 증상도 다양해서 전문가들이 소개하는 치매 예방법도 다양합니다. 그래서 치매에 대한 두려움 만큼 어떤 활동으로 시작해야 하는지 선택도 어렵습니다.

수많은 치매 예방 활동 중에서도 그림 그리기, 특히 컬러링은 가장 많은 전문가가 추천하고, 실제로 많은 기관에서 활용하고 있는 활동입니다. 효과적이면서 누구나 쉽게 접근할 수 있기 때문입니다.

과정을 살펴보면 그림을 보며 시각을 자극하고, 컬러 선택을 하며 두뇌를 자극하고, 색연필을 잡고 칠하면서 촉각을 자극하고, 사각사각 색칠하는 소리는 청각을 자극합니다. 즉 오감을 모두 자극하는 활동입니다. 작은 부분까지 색칠하려면 손가락의 소근육까지 사용해야 하기에 손가락 관절 구축도 예방합니다. 아주 단순한 작업으로 보이지만, 뇌의 모든 기능을 활성화하여 치매를 예방하는 최적의 활동입니다.

어르신을 위한 컬러링 과정으로 구성된《시니어 컬러링북 1_ 아름다운 꽃과 식물》은 친숙한 주제로 흥미를 유발하면서, 계절 감각도 익힐 수 있습니다.《시니어 컬러링북 2_ 아름다운 우리나라 여행》에서는 여행의 추억이 떠올라 편안함이 느껴집니다.

처음엔 간단한 그림부터 시작해보세요. 다양한 난이도의 스케치를 선택할 수 있어 흥미를 잃지 않고 끝까지 완성할 수 있습니다. 컬러링을 처음 접하는 독자라도 성취감을 느낄 수 있도록 구성한 점이 매우 인상 깊습니다.

치매 예방 효과를 높이려면 어르신 혼자 하는 것보다는 누군가 함께하기를 추천합니다. 가족이나 친구, 돌봄 종사자와 같이 추억을 나누면서 마음의 안정을 찾고, 대화와 공감으로 사회성을 향상하는 효과까지 얻을 수 있습니다. 이때 함께하는 분께서는 어르신 스스로 컬러를 선택할 수 있도록 기다려 주세요. 예시로 나와 있는 컬러를 기억하고 찾아내는 과정은 인지기능의 노화를 예방합니다.

칭찬과 인정이 치매 치료에 효과적이라는 연구가 있습니다. 혹시 어르신이 잘 하지 못하거나 실수하더라도 격려해주시고, 하나의 그림을 완성하면 꼭 칭찬해 주세요. 자신감이 생기고 동기가 부여되어 활동을 포기하지 않습니다.

아무리 의학이 발달해도 노화를 막을 수는 없습니다. 좋은 약이 많이 개발되었다고 하지만 치매를 완벽하게 예방할 수도, 치료할 수도 없습니다. 우리가 지금 할 수 있는 것은 건강한 노화를 위한 노력뿐입니다. 일상에서 즐거움을 찾고 새로운 활동을 통해 인지 기능을 유지하는 것이 건강한 노화입니다.

즐거운 취미 생활을 통해 건강하고 행복한 노후를 준비하실 수 있기를 바랍니다.

케어링 성수 요양보호사교육원
원장 유숙경

컬러링 가이드

색연필

색연필의 종류는 크게 유성 색연필과 수성 색연필이 있습니다. 유성 색연필은 물이 닿아도 번지지 않고 발색력이 좋으며, 수성 색연필은 수채화 느낌을 낼 수 있지만 물이 닿으면 번지는 특성이 있습니다.

세부적인 표현을 위해 일반적으로 유성 색연필을 많이 사용합니다. 〈파버카스텔〉, 〈문화색연필〉 등 국내외의 다양한 브랜드가 있으며, 연필처럼 깎아쓰는 형태가 많습니다.

색칠하기

- 흐린 컬러를 표현할 때는 연필의 끝 부분을 잡고 힘을 뺀 채 선을 긋습니다. 손을 연필심 쪽으로 가까이 잡고 그릴수록 굵고 진한 선을 표현할 수 있습니다, 처음에는 흐리게 칠하는 연습을, 점점 더 진하고 굵은 선을 그리는 연습을 하고 컬러링을 시작하세요.
- 진한 컬러를 표현하는 방법은 두 가지입니다. 첫 번째는 흐린 선으로 면을 칠하고, 그 위에 여러 번 덧칠하여 진하게 하는 방법입니다. 두 번째는 처음부터 색연필을 세워 잡고 굵고 힘있는 선으로 면을 채우는 방법입니다. 아름다운 면을 표현하기 위해서는 첫 번째 방법이 좋습니다.

흐리게 면을 칠한다.

그 위에 덧칠한다.

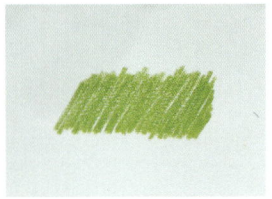
색연필을 세워 세게 칠한다.

- **작고 좁은 면을 칠할 때** : 색연필 끝을 뾰족하게 합니다. 끝이 뾰족하면 그려지는 선이 가늘고, 선이 지나간 자리가 선명하게 남습니다.
- **넓은 면을 칠할 때** : 색연필 끝이 뭉툭한 상태로 칠하거나, 눕혀서 사용합니다. 먼저 면의 가장자리를 칠하고 안쪽을 칠하는 순서를 추천합니다.

그라데이션

색의 명암이나 농도에 조금씩 변화를 주는 방법입니다. 하나의 색으로 점점 진하게 칠하거나, 여러 개의 색으로 점점 변하는 느낌을 낼 수 있습니다. 하나의 색을 사용할 때는 먼저 연하게 전체를 칠하고, 진해지는 쪽을 여러번 겹쳐서 칠합니다.

전체를 연하게 칠한다.

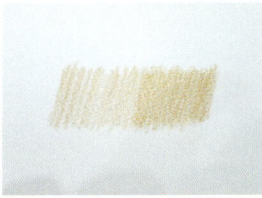
중간 정도까지 덧칠한다.

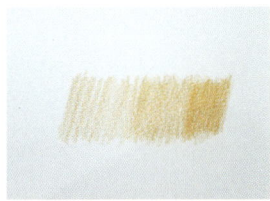
면을 나누어 여러 번 덧칠한다.

여러 색을 사용할 때는 분홍 → 진분홍, 파랑 → 남색과 같이 같은 계열의 연한 색과 진한 색을 연결하면 자연스럽습니다. 색상환에서 가까이 있는 색을 사용하는 방법을 추천합니다. 연한 색을 전체적으로 칠하고 면을 나누어 진해지는 방향으로 여러번 겹쳐서 칠합니다.

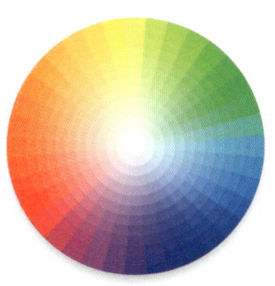
색상환

중간 정도까지 진한색을 덧칠한다.

면을 나누어 진한 색을 여러겹 덧칠한다.

이 책의 사용법

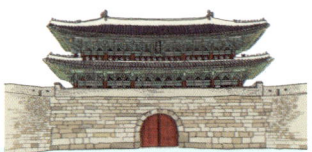

이렇게 함께해 주세요

더 높은 치매 예방 효과를 위해서는 주변의 가족이나 친구가 함께 컬러링에 참여해주세요.

1. 어르신과 함께 그림을 골라주세요. 자신의 취향이나 난이도를 보고 스스로 선택하게 해주세요.
2. 그림의 제목과 완성본을 보며 연상되는 대화를 해보세요.
3. 완성본을 참고하되, 어르신이 스스로 컬러를 선택할 수 있도록 기다려 주세요. 스스로에 대한 믿음과 자신감이 생깁니다
4. 완성본 옆에 소개된 컬러 목록이 완성본 속 어느 부분에 사용되었는지 함께 찾아보세요. 인지 능력을 향상시키는 활동입니다.
5. 어려운 공간을 색칠했을 때, 그림을 완성했을 때 등 계속해서 칭찬해 주세요. 의욕적으로 참여할 수 있도록 동기를 부여합니다.

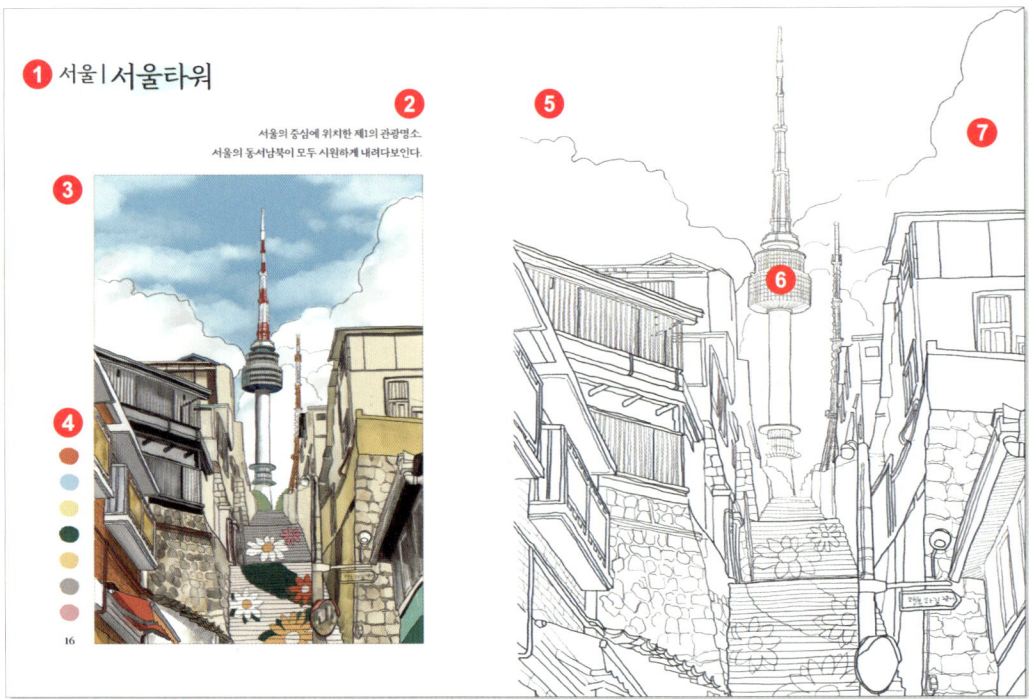

❶ 그림 제목
해당 여행지가 있는 지역, 함께 갔던 사람들과 그곳에서 먹었던 음식 등 장소에 대한 기억을 함께 이야기해요.

❷ 여행지 설명
여행지에 대한 간단한 설명입니다. 소리내어 읽어보고, 가능하면 여백 부분에 따라 적어보세요.

❸ 완성본
그림 작가가 채색하여 완성한 그림입니다. 독자들이 참고할 수 있도록 가장 자연스러운 컬러를 사용하였습니다. 참고하여 자신만의 컬러로 자연스럽게 표현해보세요.

❹ 컬러 목록
전문 그림 작가가 완성한 그림에 사용한 컬러 목록입니다. 참고하여 실제 작업에 활용해보세요. 가지고 있는 도구에 따라 다양한 컬러로 변형하여 활용할 수 있습니다. 전혀 다른 컬러 목록으로 나만의 그림을 완성해보는 것도 좋은 방법입니다.

❺ 스케치
실제로 독자가 완성할 스케치입니다.

❻ 작은 면
처음에는 작은 선으로 구분되어 있는 스케치 부분은 하나의 면으로 보고 하나의 컬러로 색칠해 주세요. 색칠이 능숙해지면 한칸한칸 다양한 컬러와 음영으로도 충분히 표현할 수 있습니다.

❼ 커다란 면
하늘이나 숲, 잔디, 길 등 커다란 면은 색칠하지 않아도 좋습니다. 색칠하고 싶다면 완성본을 참고하되, 원하는 컬러로 자유롭게 표현하면 됩니다.

서울 서울타워

서울 남대문

서울 북촌한옥마을

서울 봉은사

경기 두물머리

경기 수원화성

경기 민속촌

경상 간절곶

경상 불국사

경상 태종대

경상 해인사

경상 영도대교

충청 현충사

충청 안면도

충청 궁남지

아름다운 우리나라 여행

파트 1

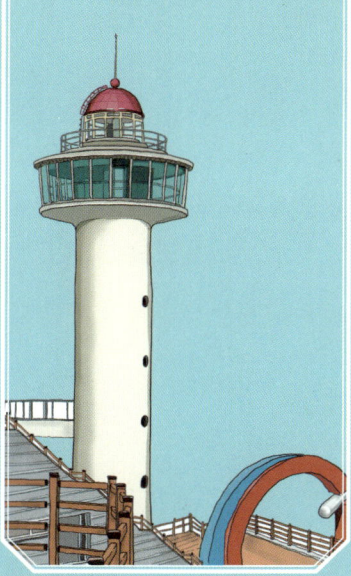

서울 | 서울타워

서울의 중심에 위치한 제1의 관광명소.
서울의 동서남북이 모두 시원하게 내려다보인다.

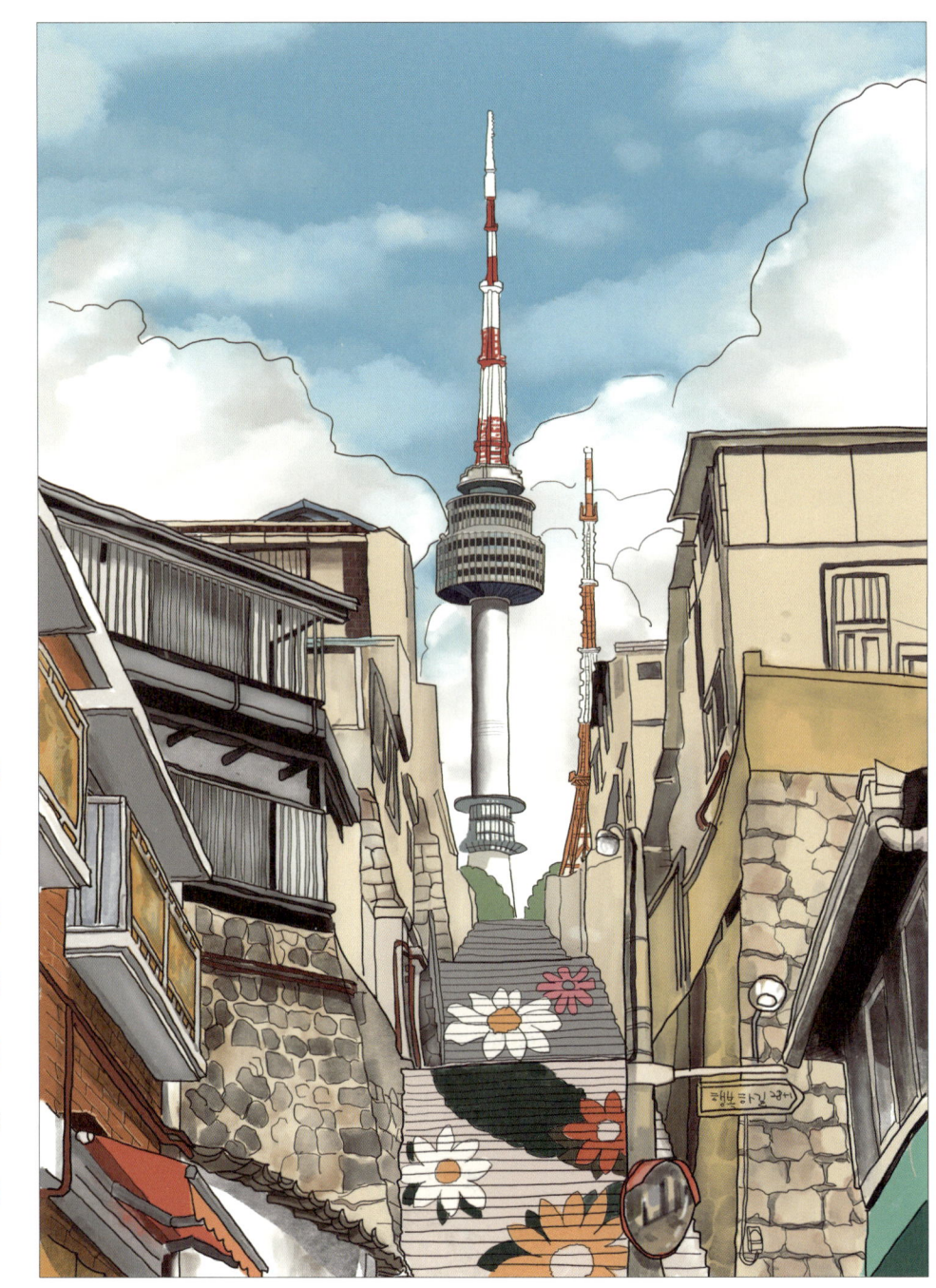

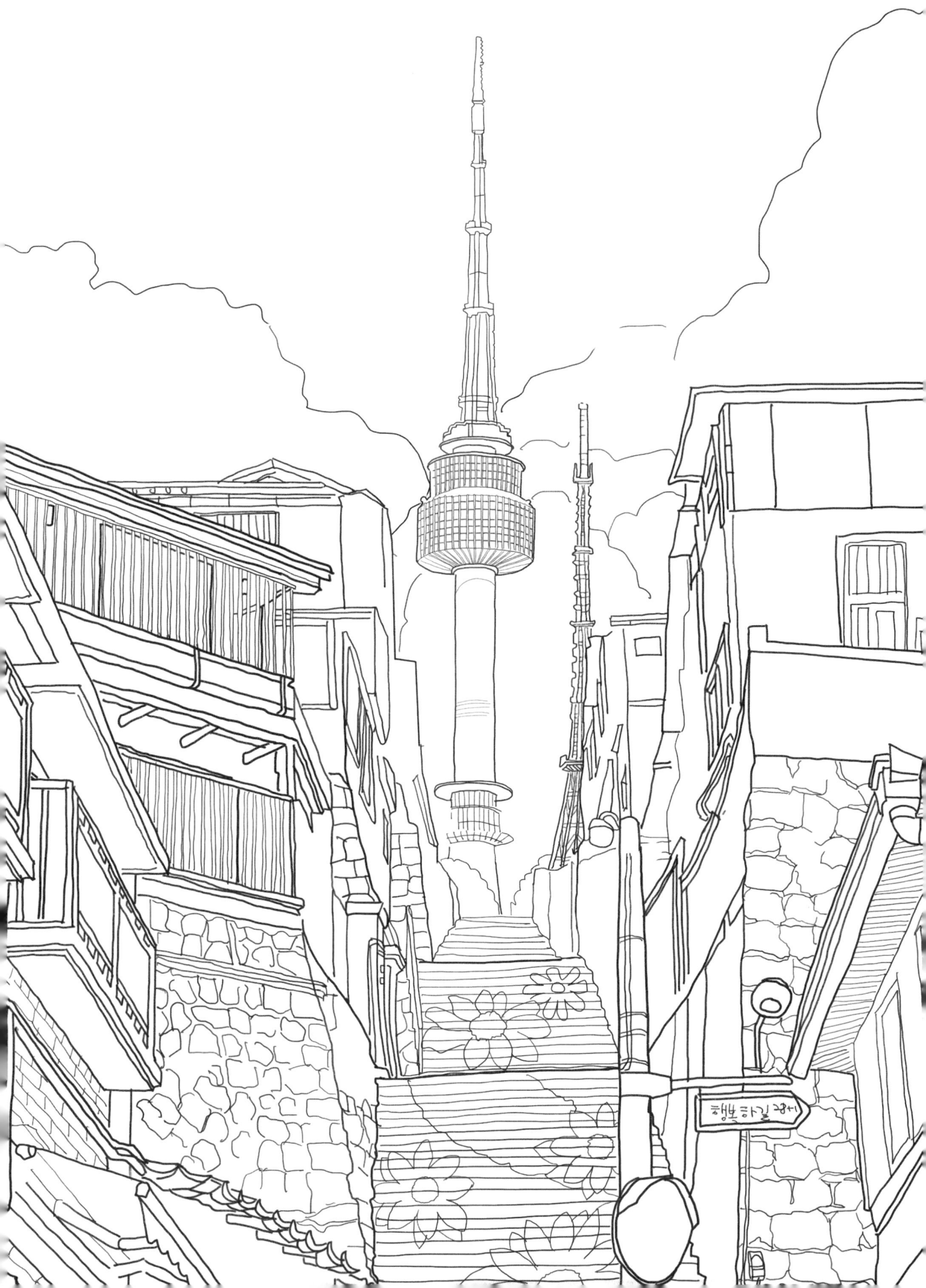

서울 | 남대문

서울의 중심에 있는 국보 제1호.
조선의 수도, 한양의 남쪽 관문이었다.

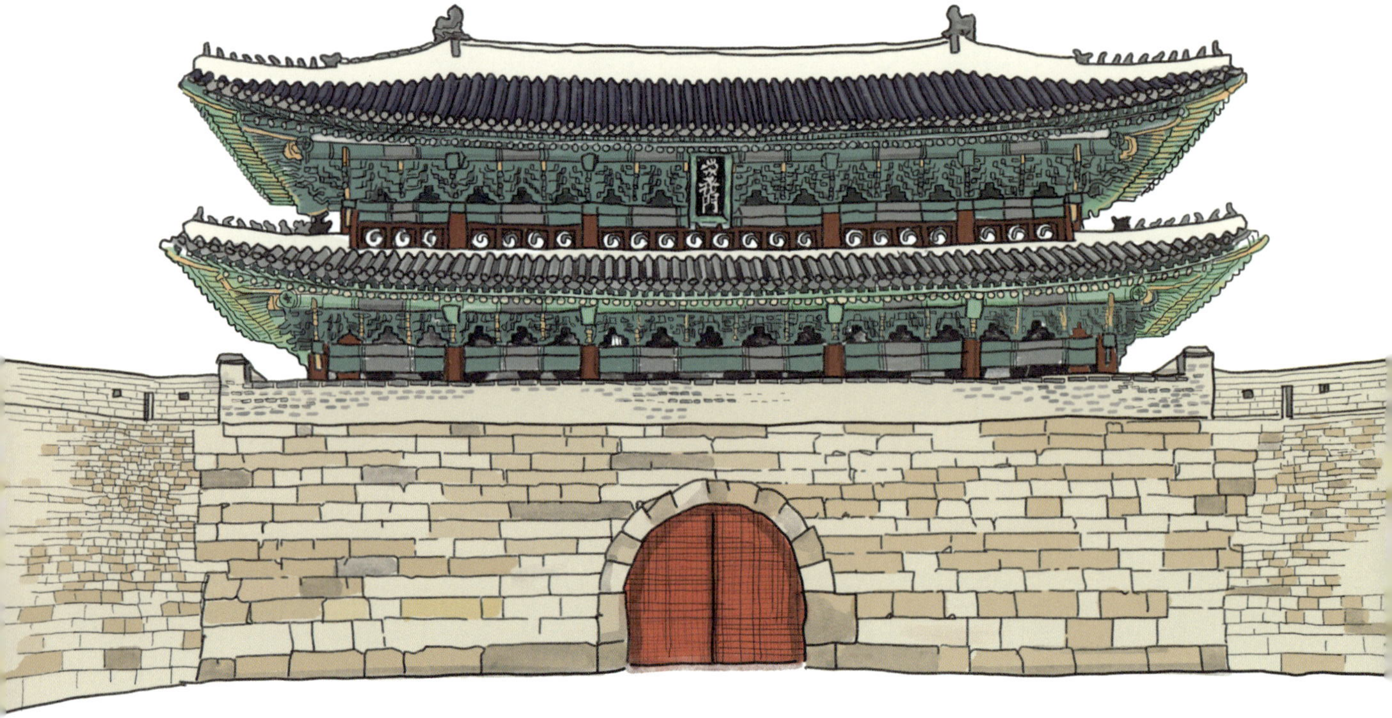

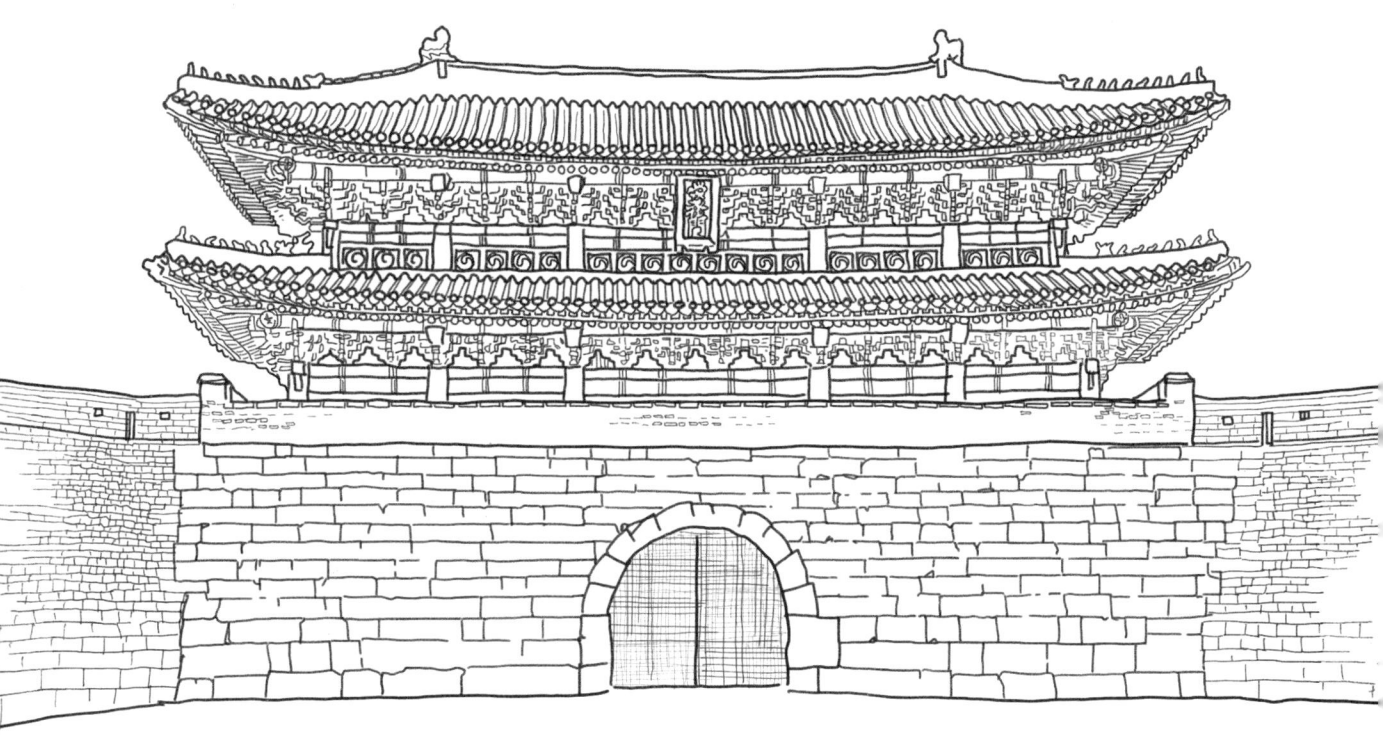

서울 | 북촌한옥마을

조선시대부터 양반과 관료들이 살아온 동네.
근현대로 넘어오면서 변화해온 한옥의 모습이 그대로 남아있다.

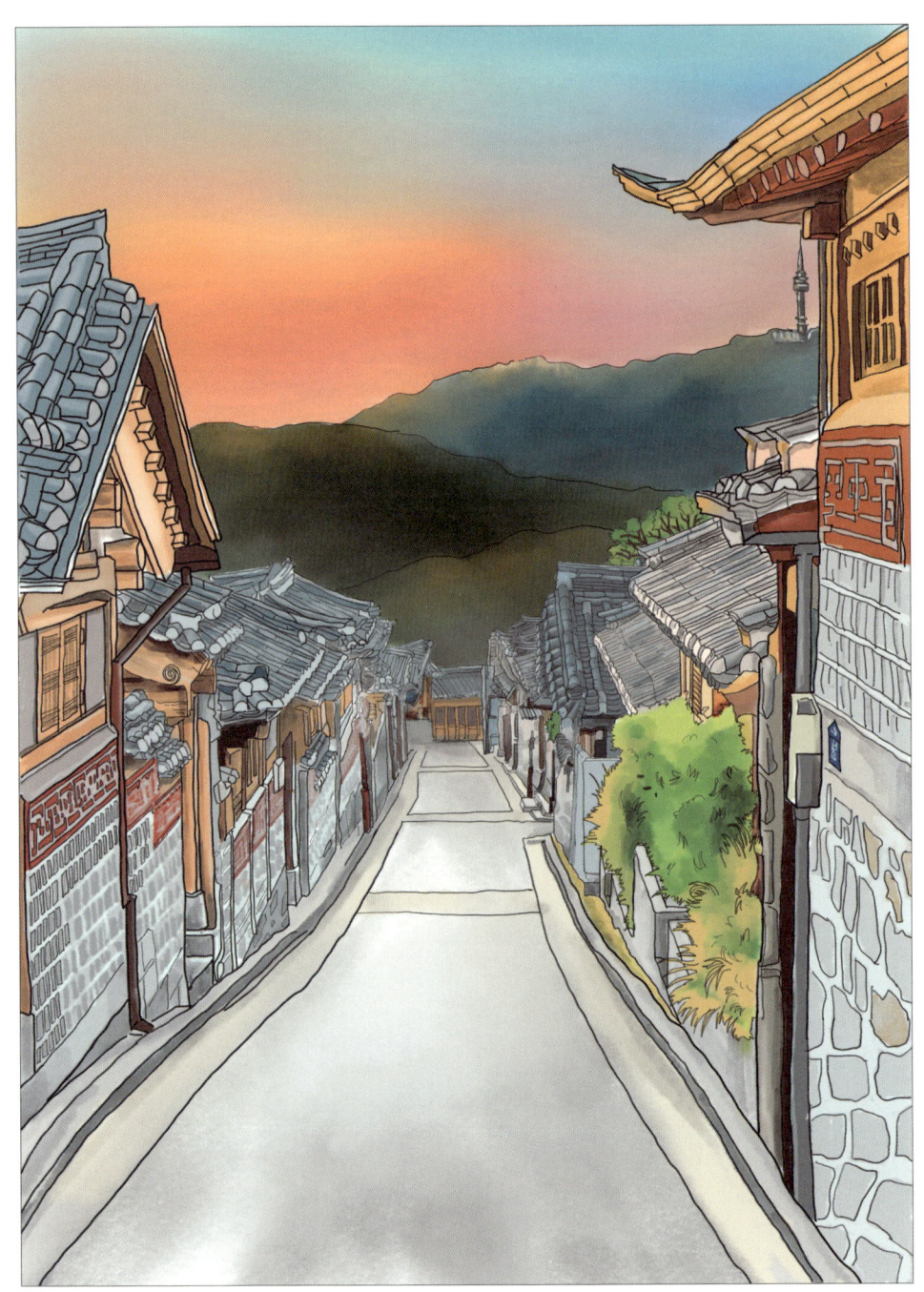

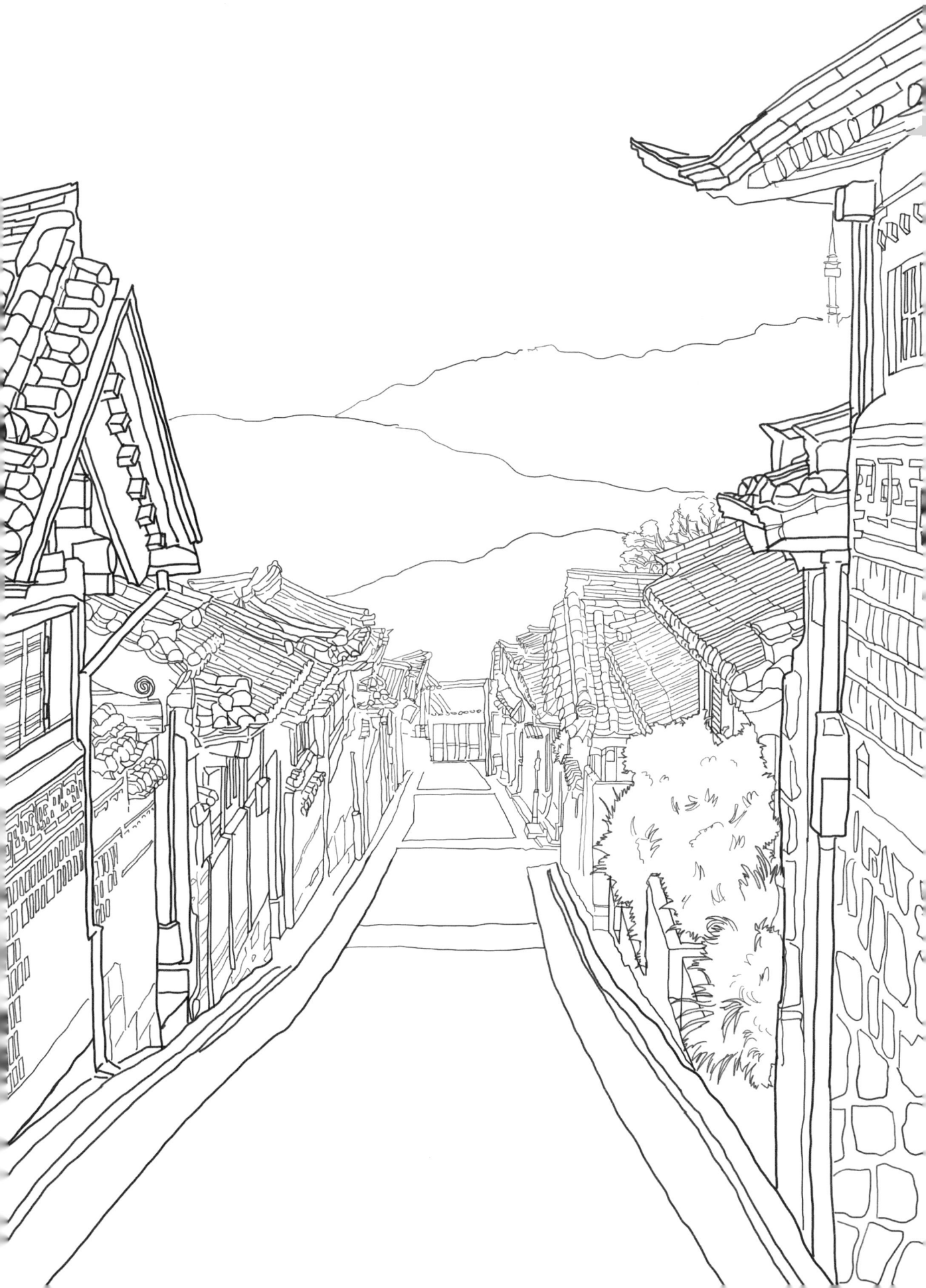

서울 | 봉은사

강남구 삼성동에 위치한 사찰.
원래는 수도산 안에 있었지만 강남 개발로 도심 한가운데에 자리하게 되었다.

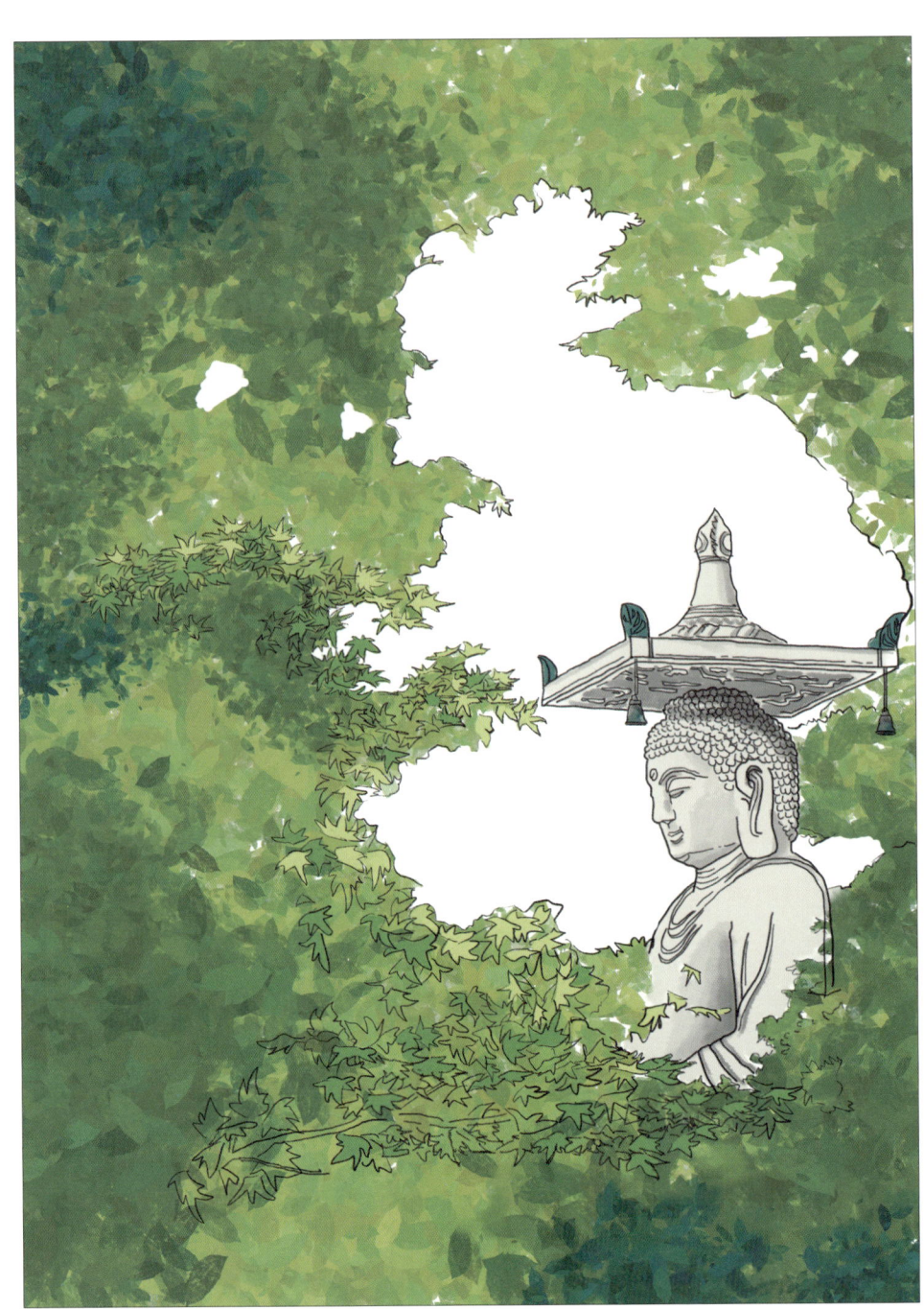

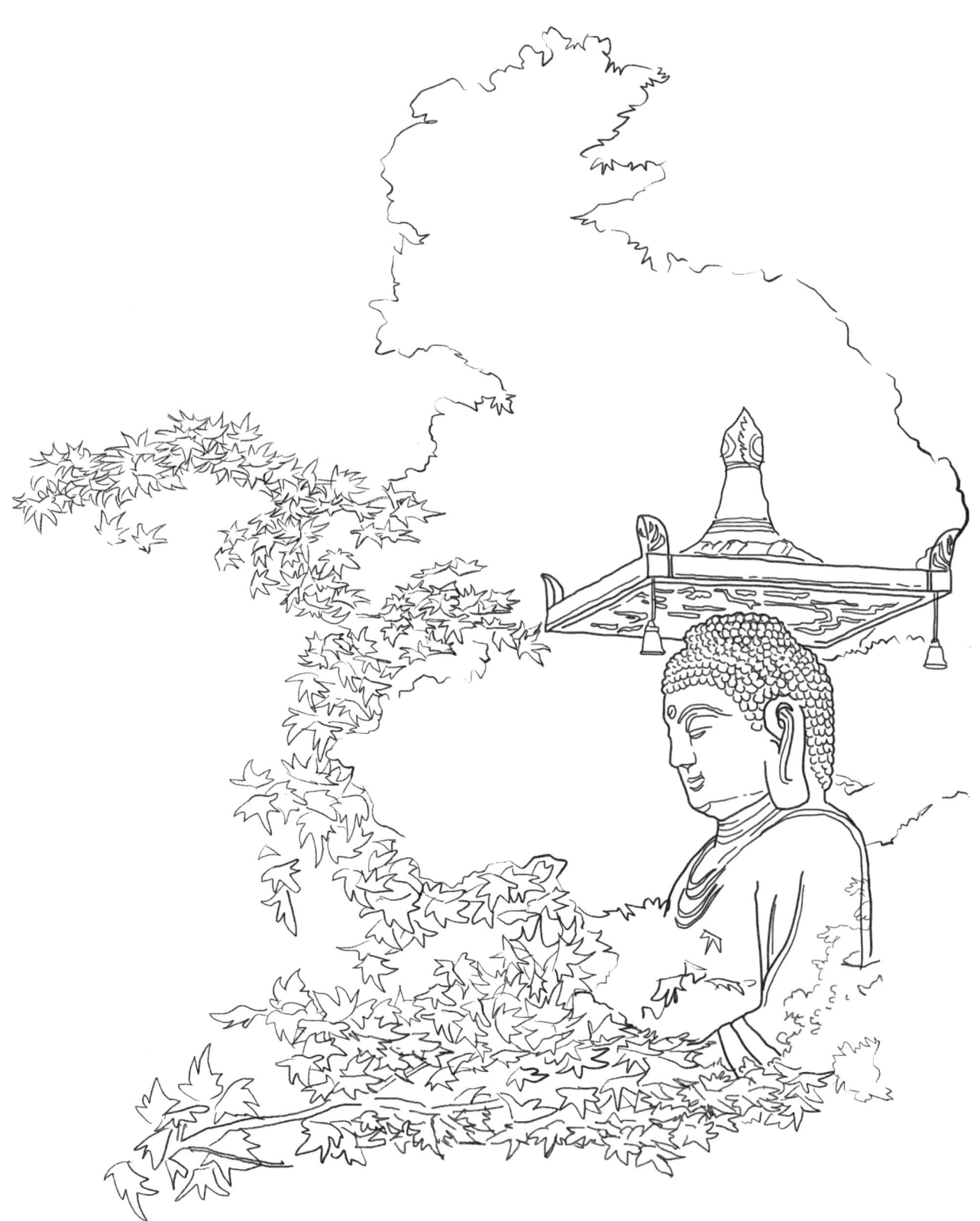

경기 | 두물머리

북한강과 남한강의 두 물줄기가 만난다는 이름의 관광지.
빼어난 자연경관으로 수많은 관광객이 방문한다.

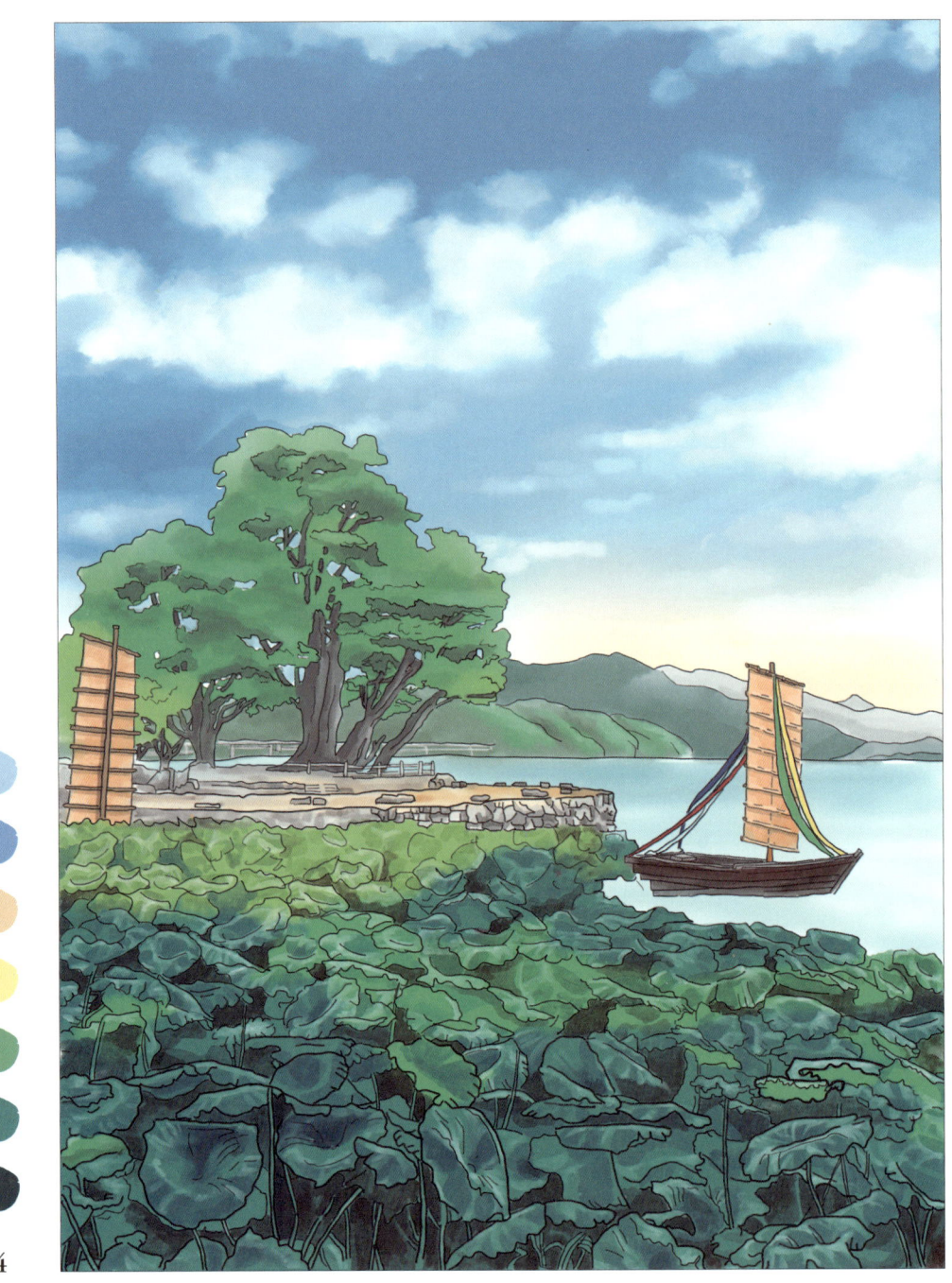

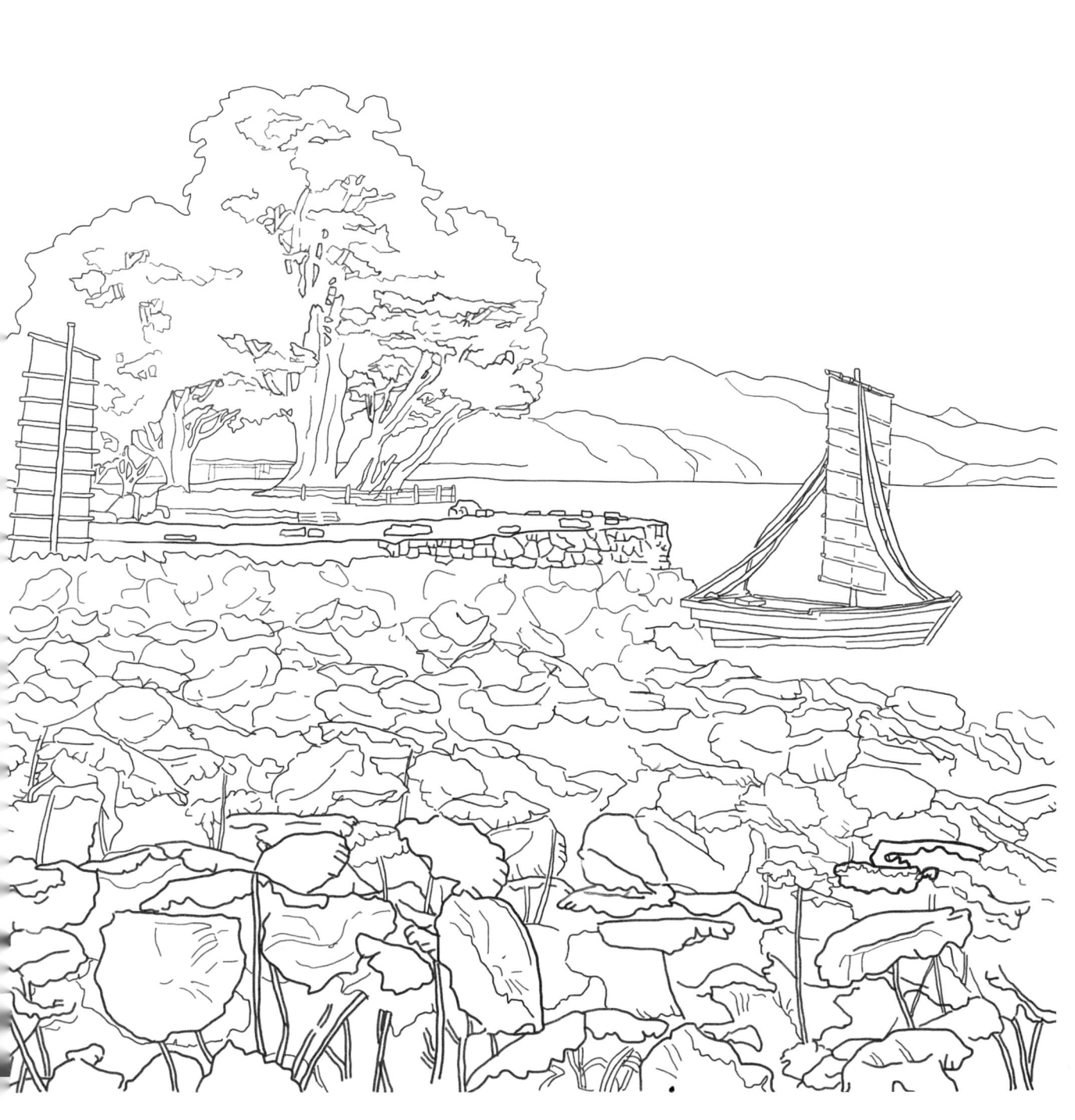

경기 | 수원화성

조선 정조 때 지어진 성곽 건축물로. 수원시의 랜드마크이다.
1997년 유네스코 세계유산으로 등재되었다.

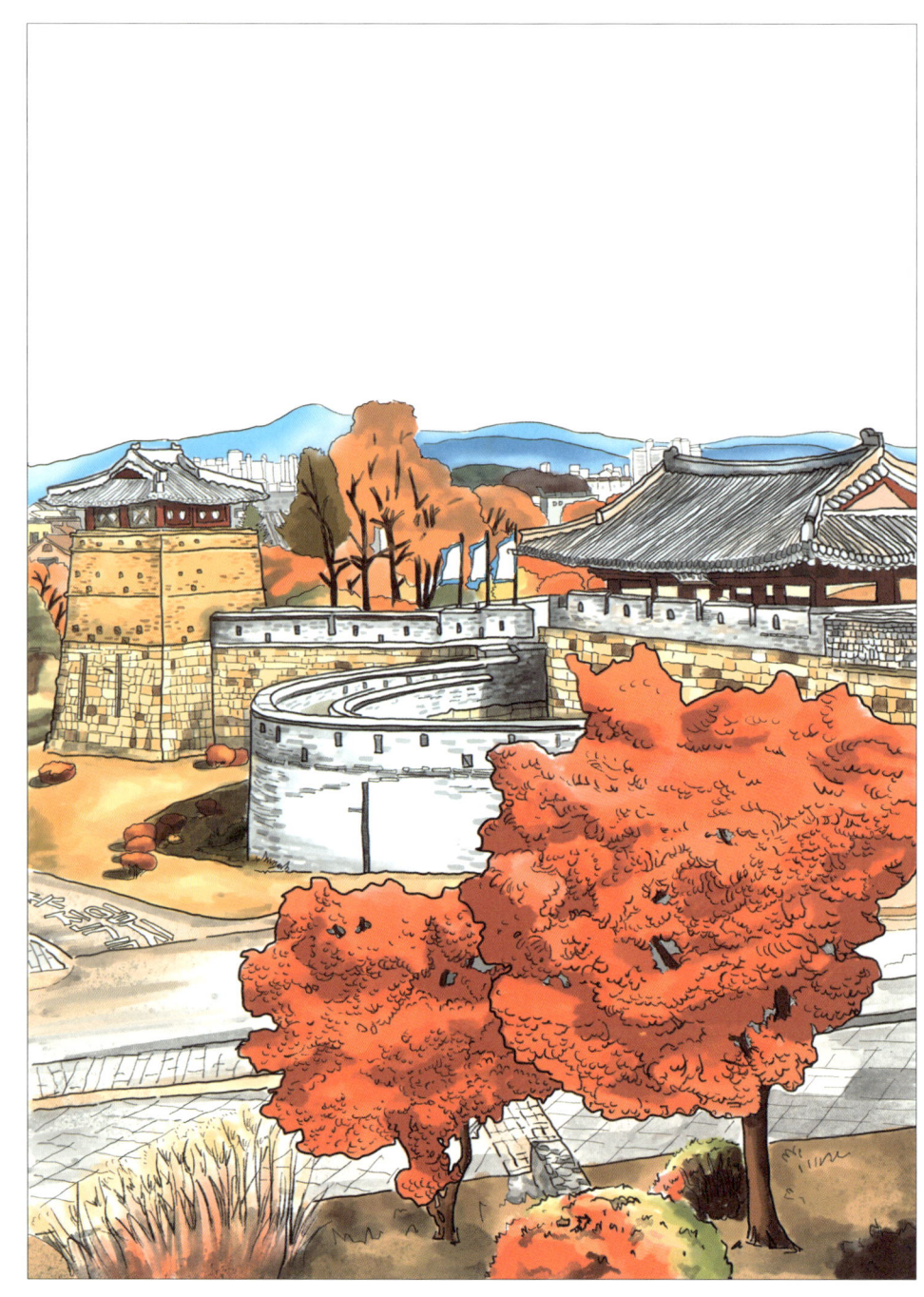

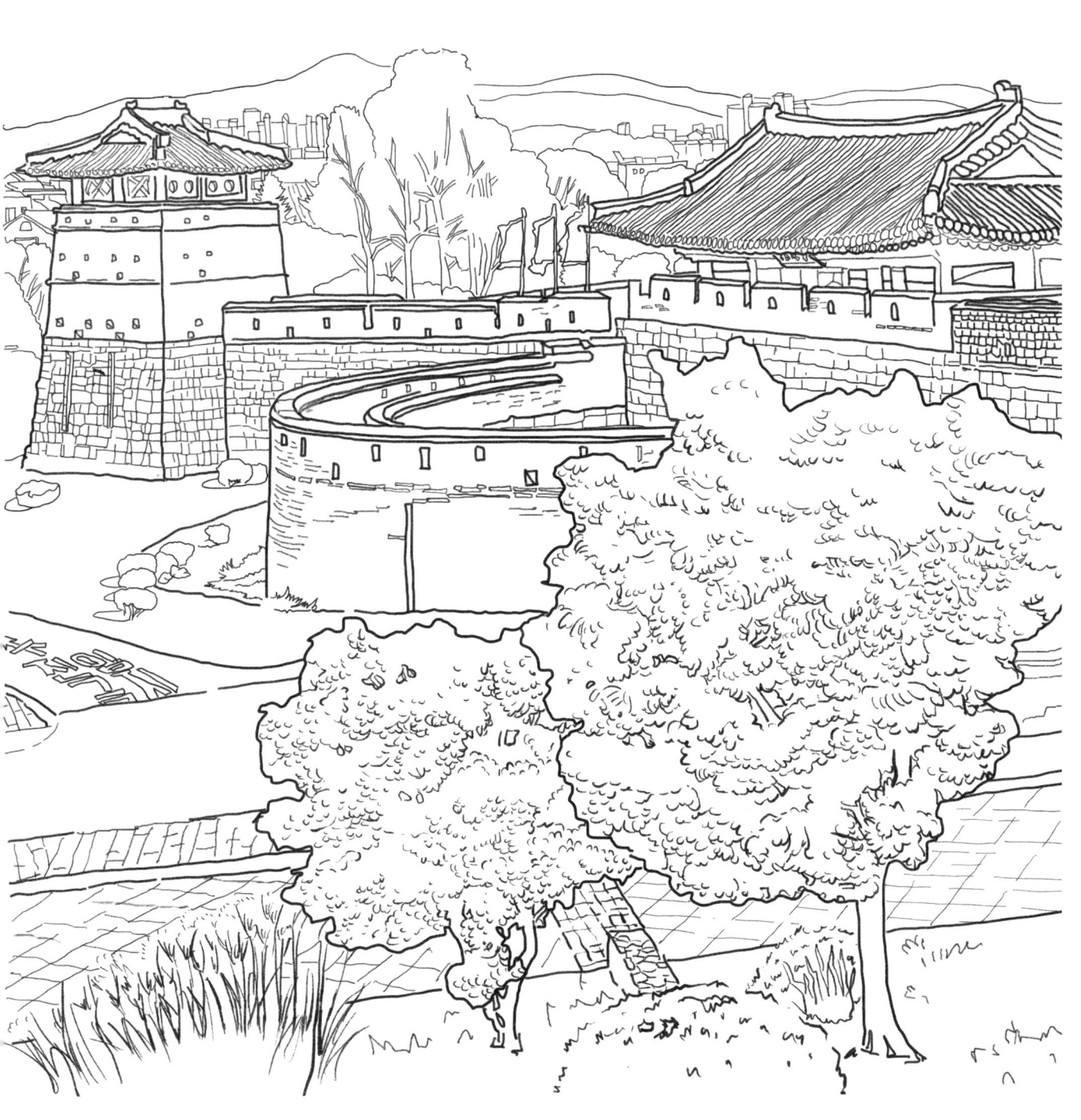

경기 | 민속촌

경기도 용인의 테마파크. 전통 기와집과 초가집,
반가와 관가 등 조선시대 마을의 모습이 재현되어 있다.

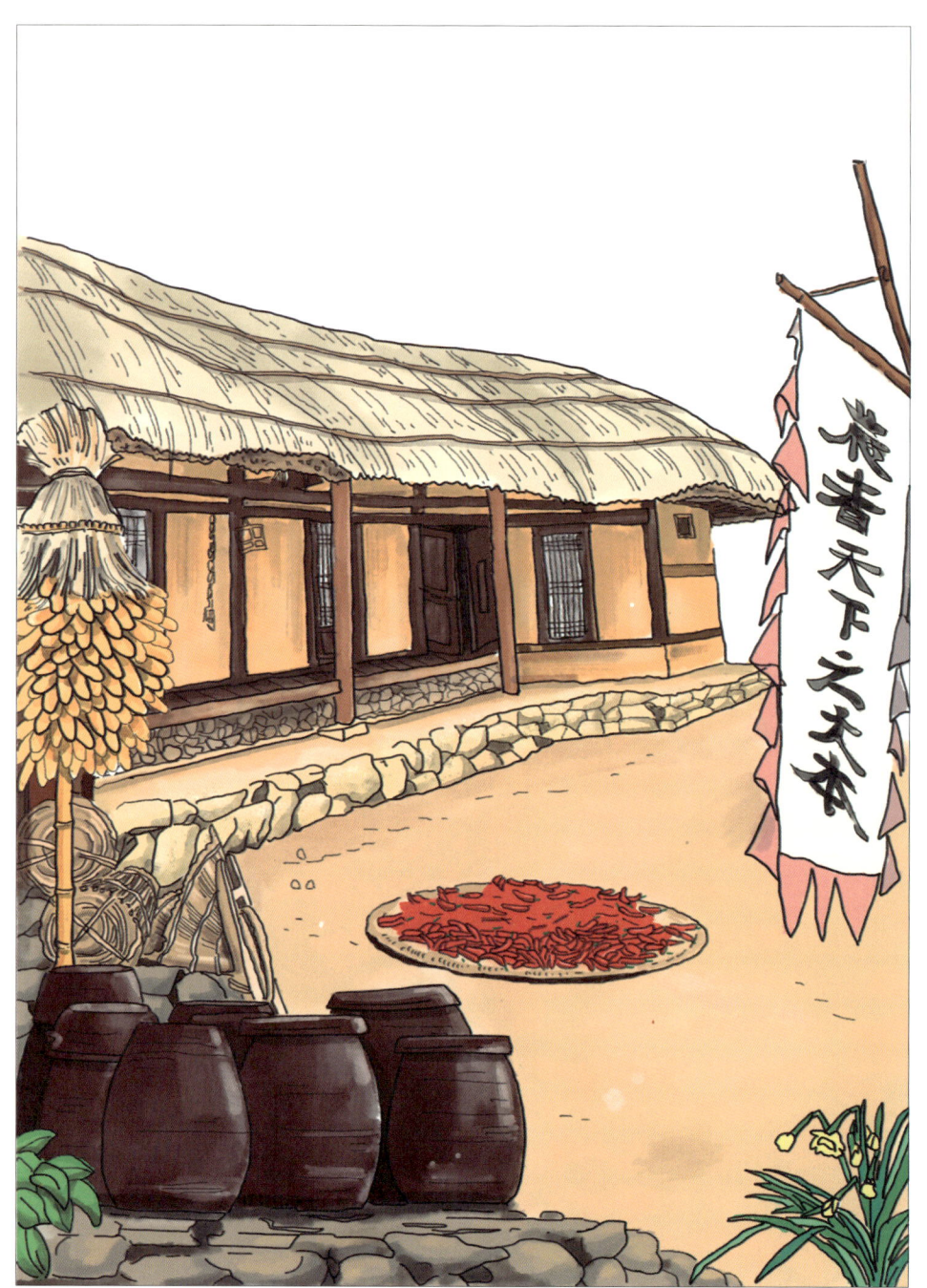

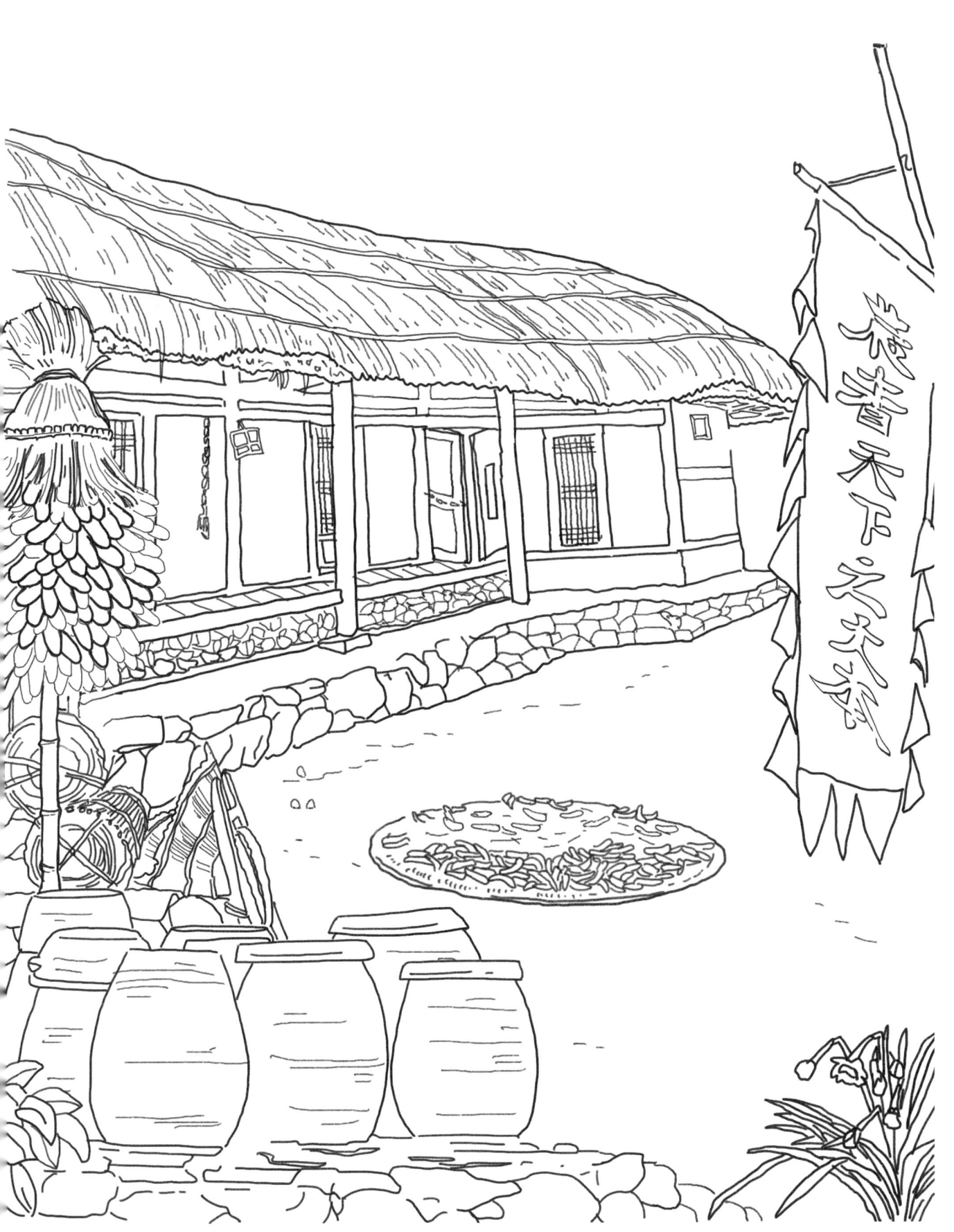

경상 | 간절곶

한반도에서 해가 가장 먼저 뜨는 곳으로 유명하다.
탁트인 바다를 조망할 수 있는 울산의 대표 관광지.

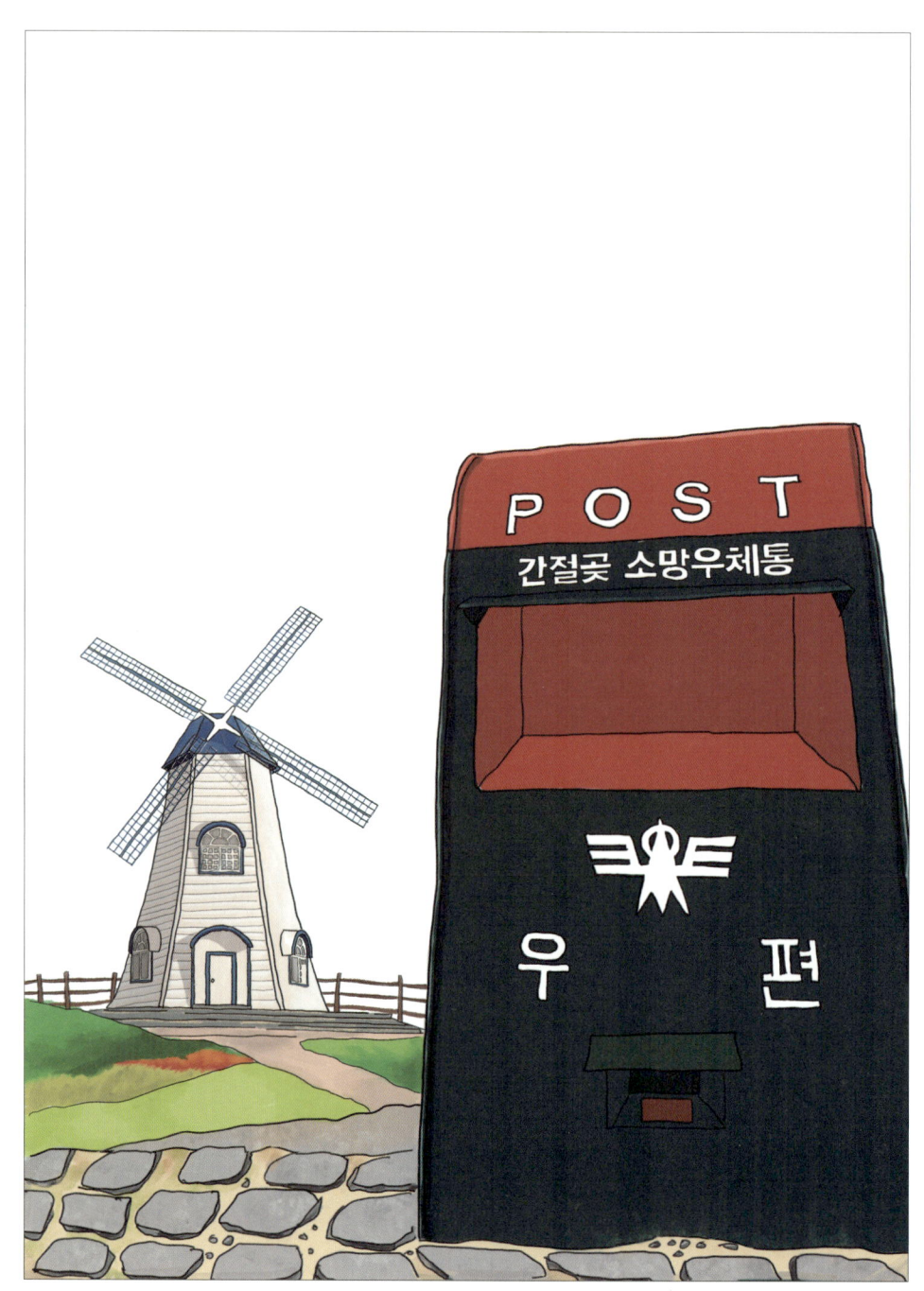

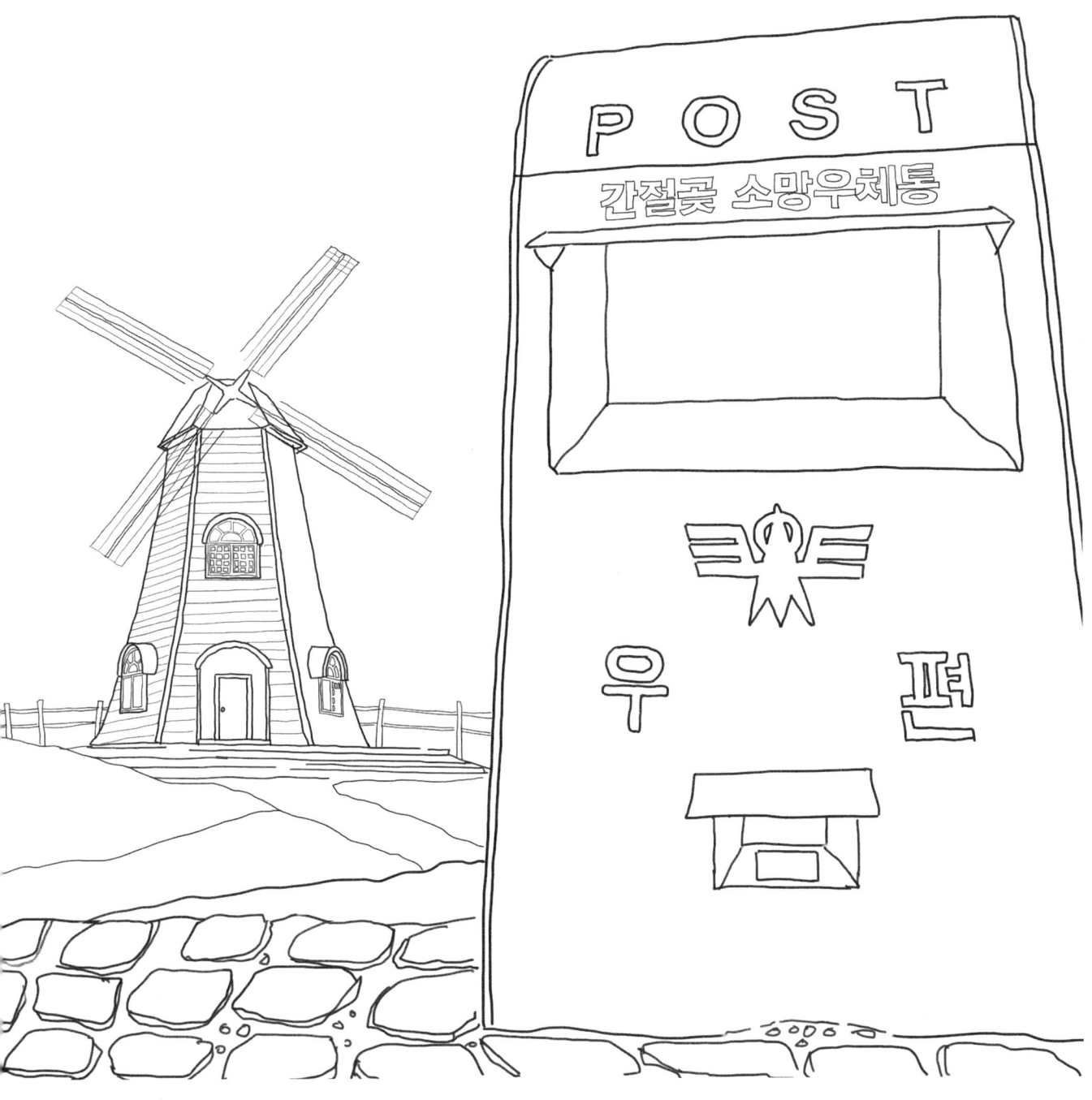

경상 | 불국사

경주의 대표 사찰로 치밀한 완성도와 아름다움으로 유명하다.
석굴암과 함께 유네스코 세계유산으로 등재되었다.

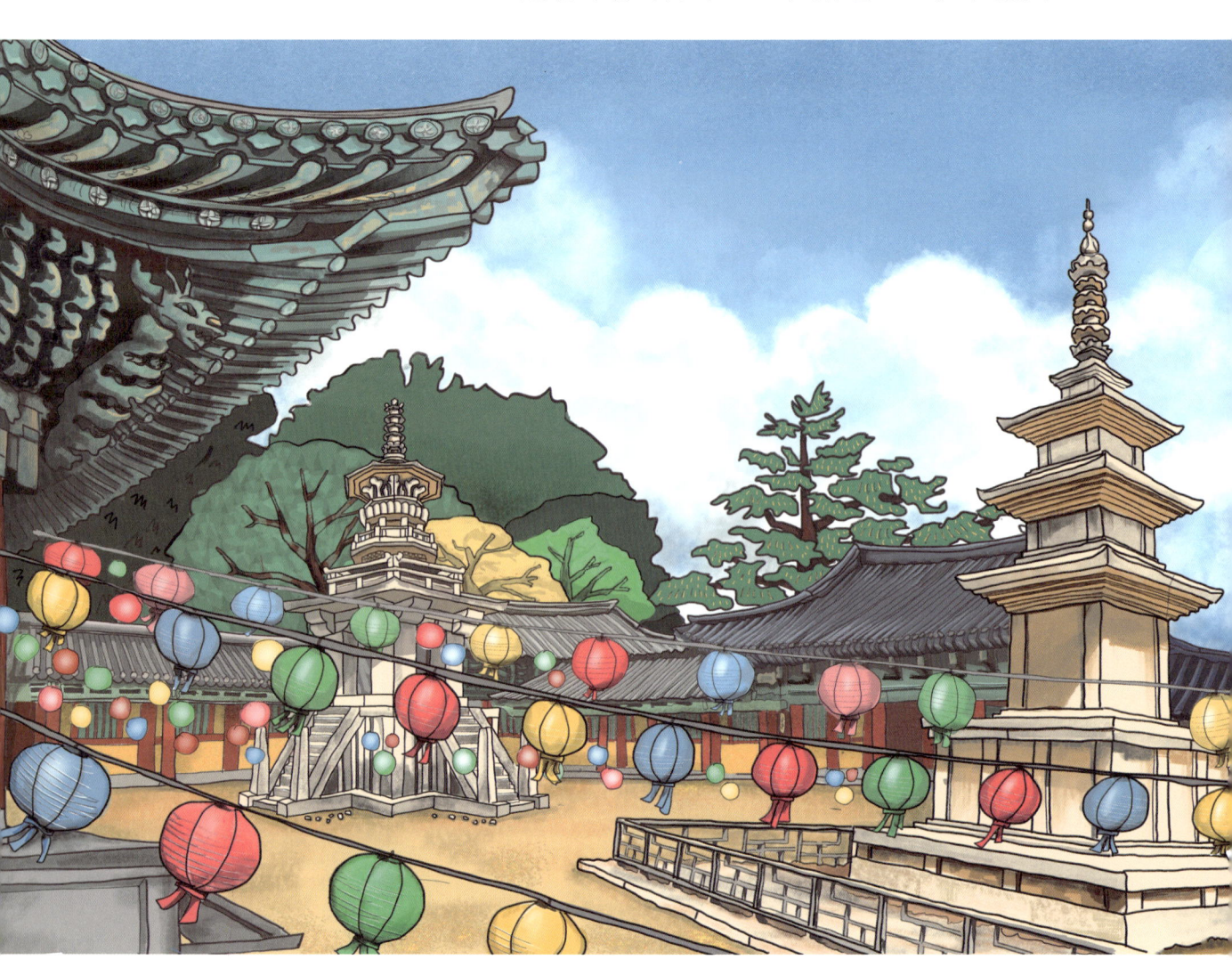

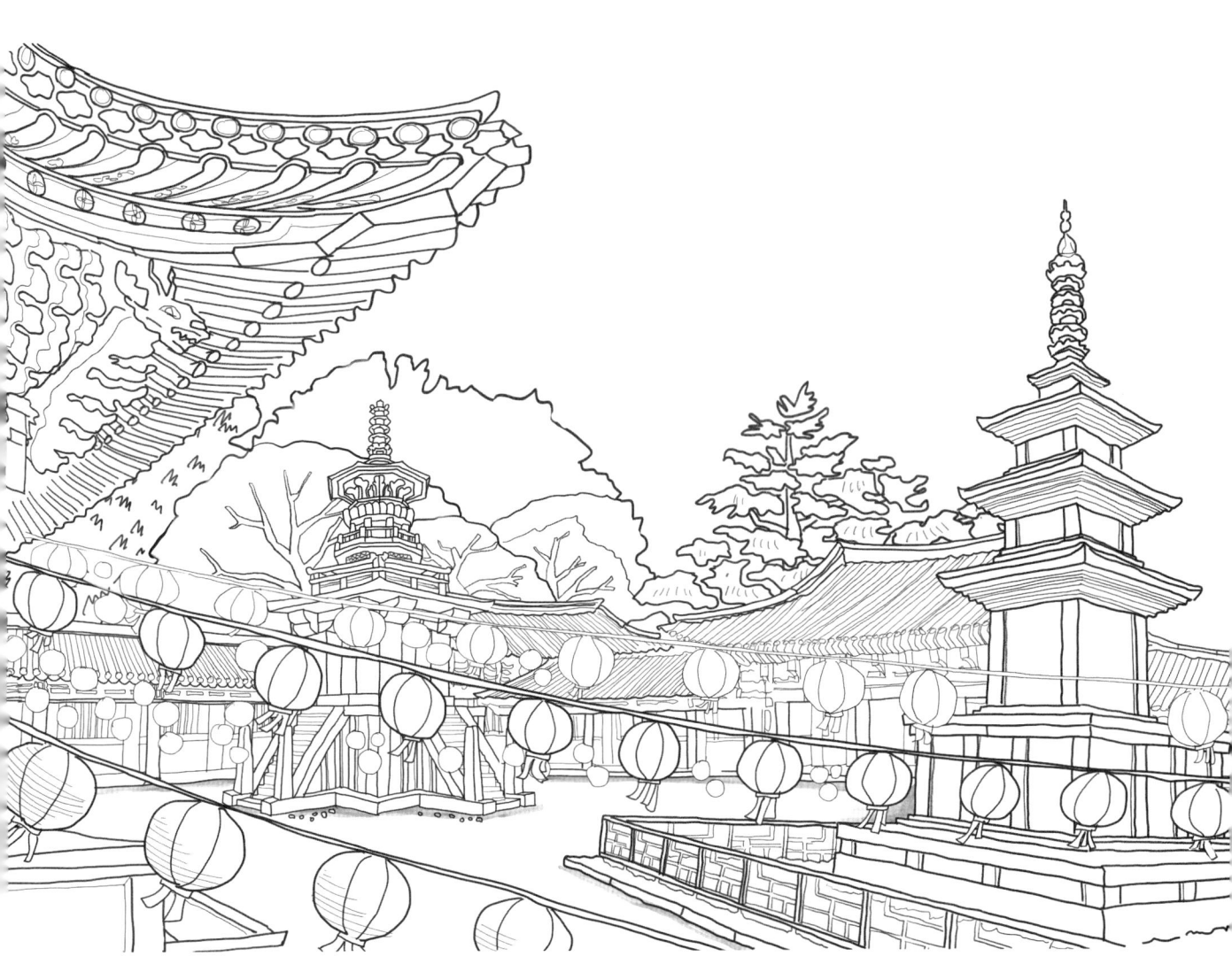

경상 | 태종대

도시 안에 있는 해안가.
소나무가 우거진 등산로, 바위절벽과 시원한 바다 풍경이 아름답다.

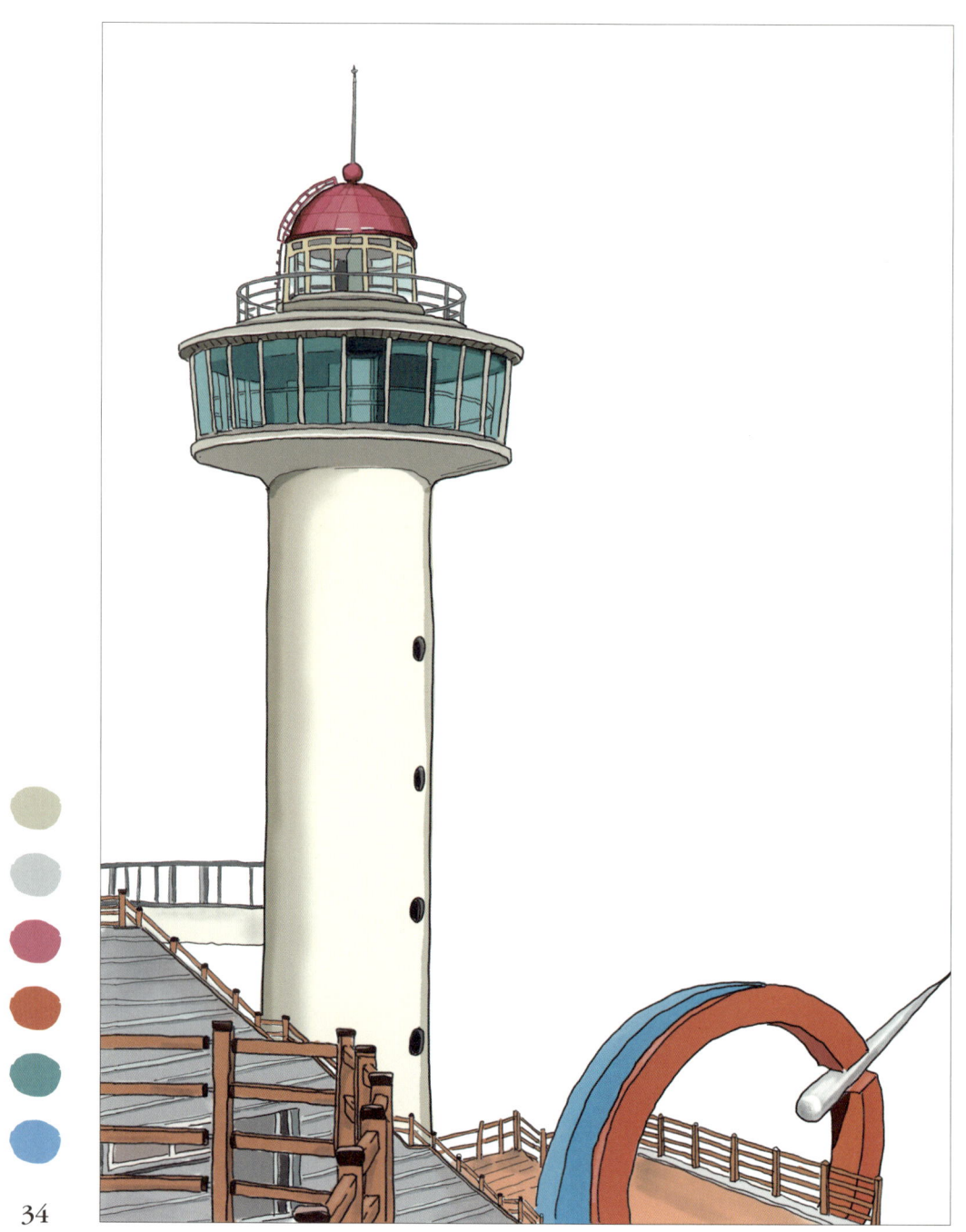

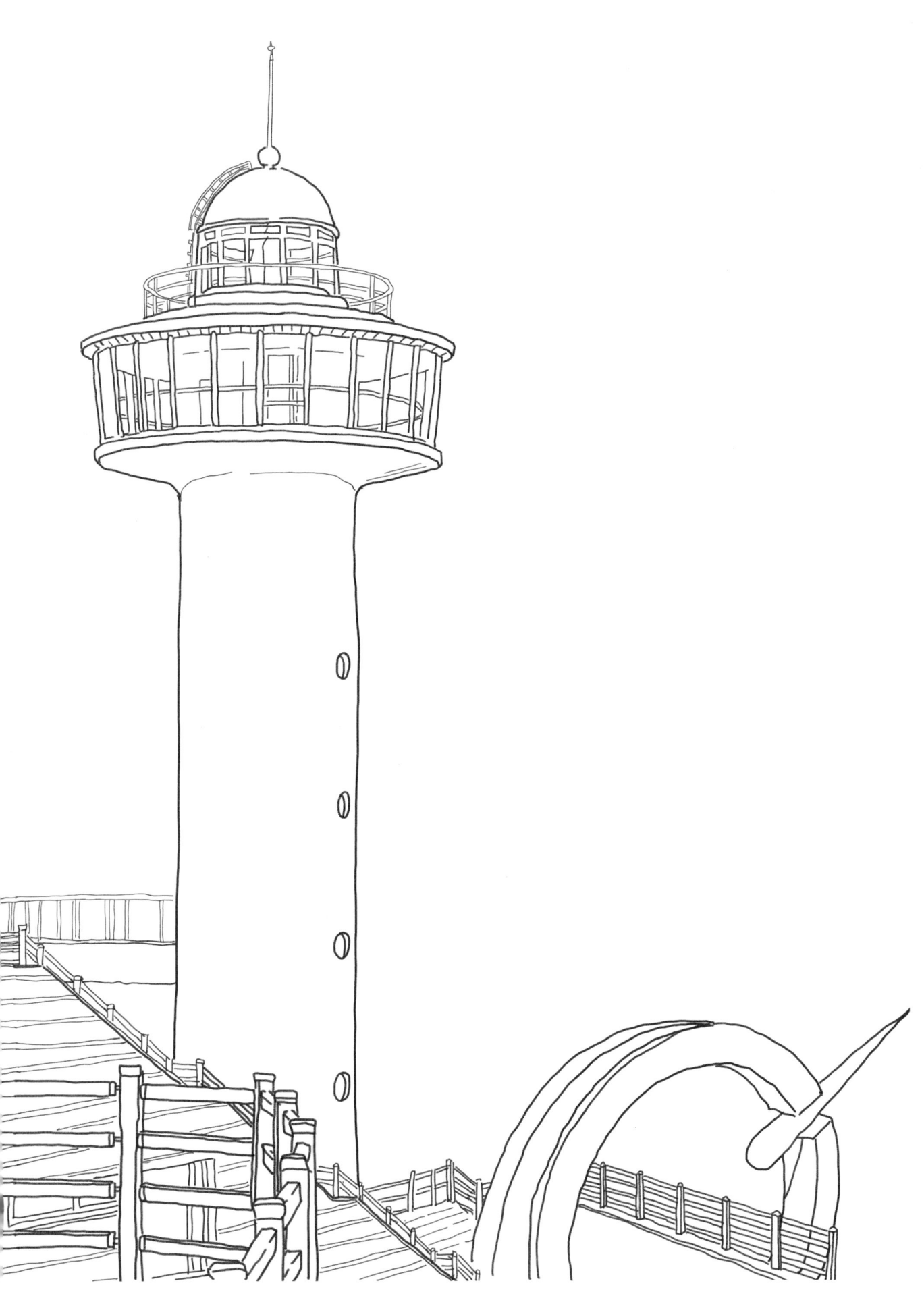

경상 | 해인사

대한민국 3대 사찰 중 하나로, 신라 때 창건되었다.
세계기록유산인 팔만대장경이 보관된 곳으로 유명하다.

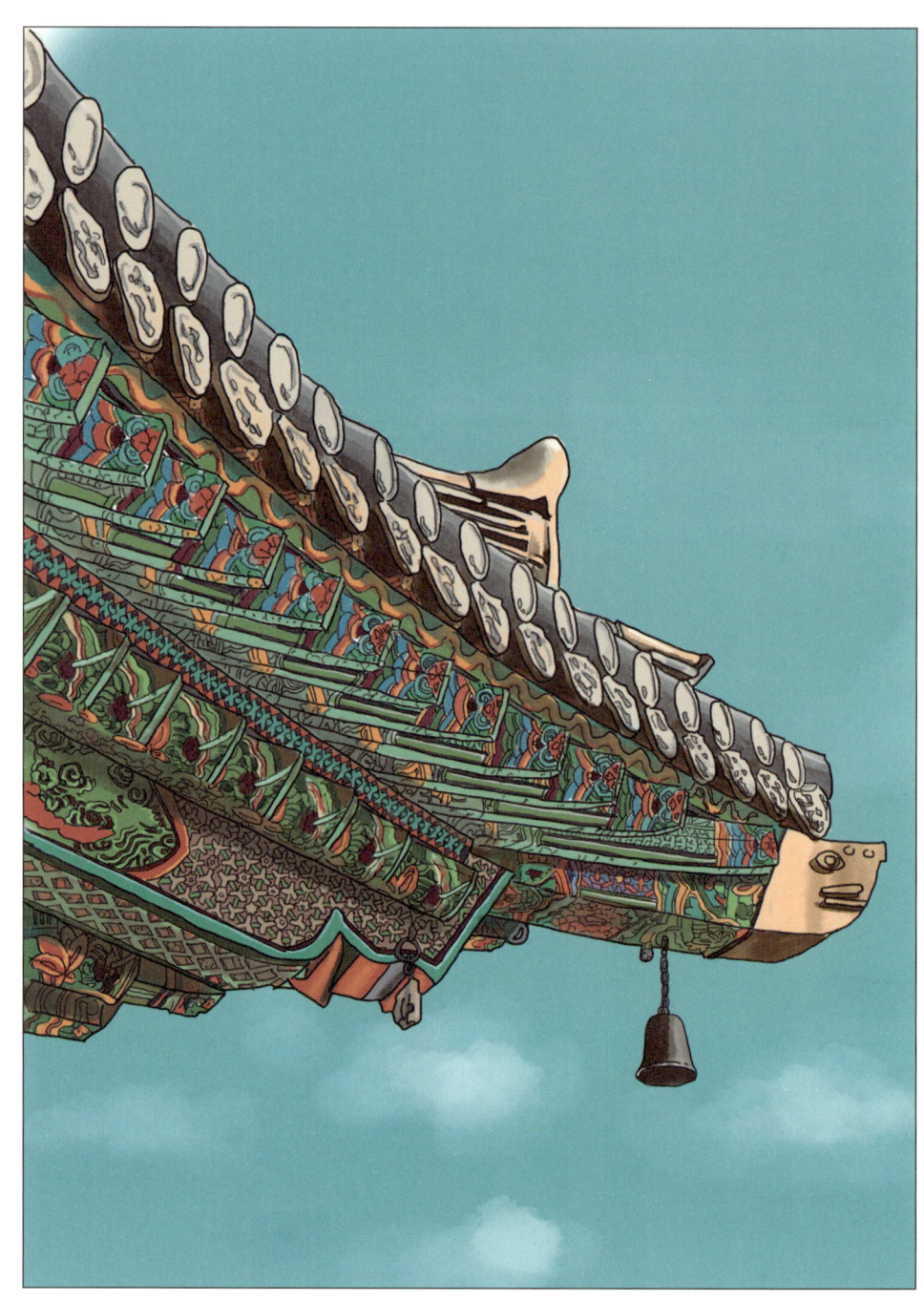

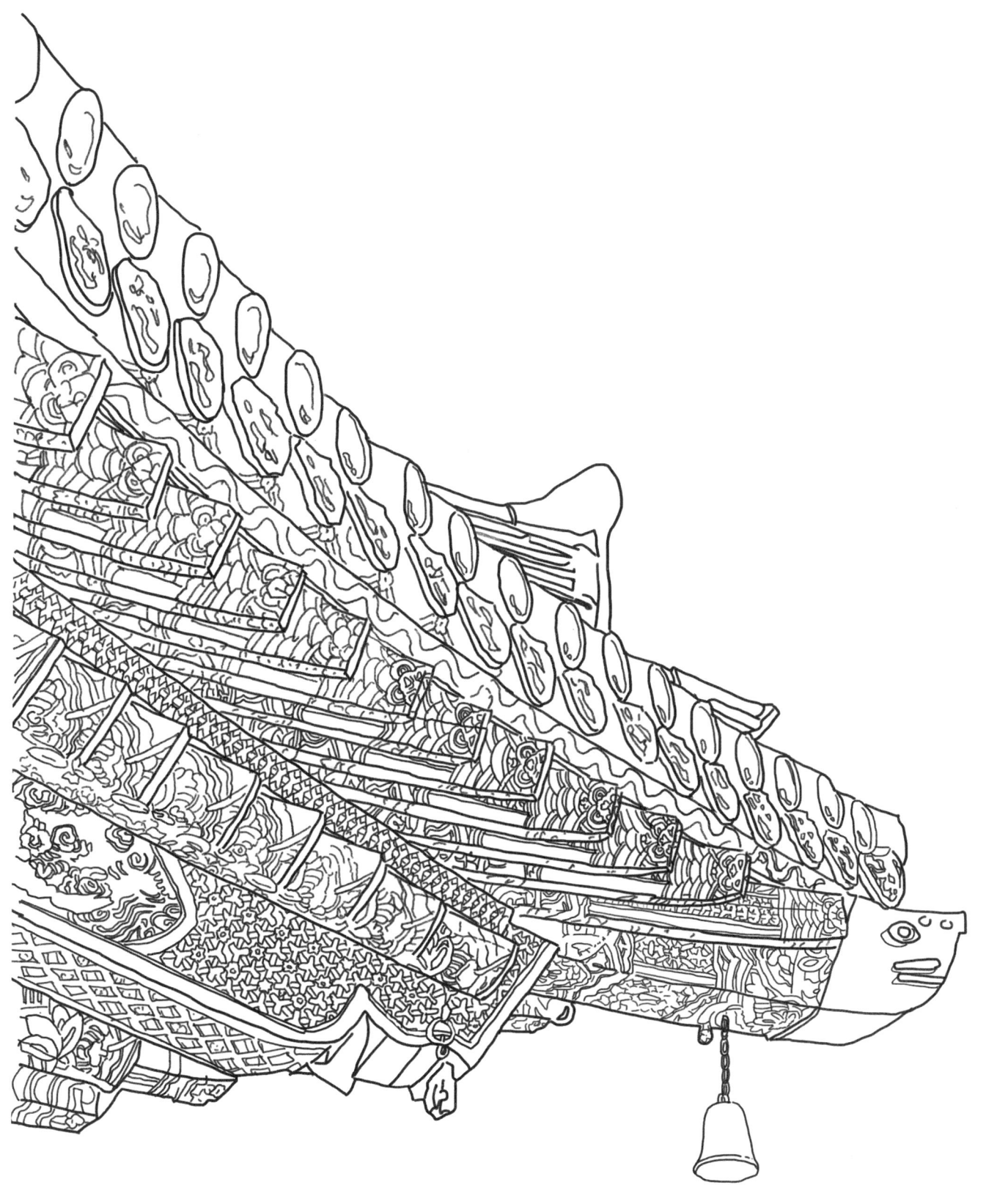

경상 | 영도대교

우리나라 최초의 움직이는 다리이며
부산의 오래된 관광지다.

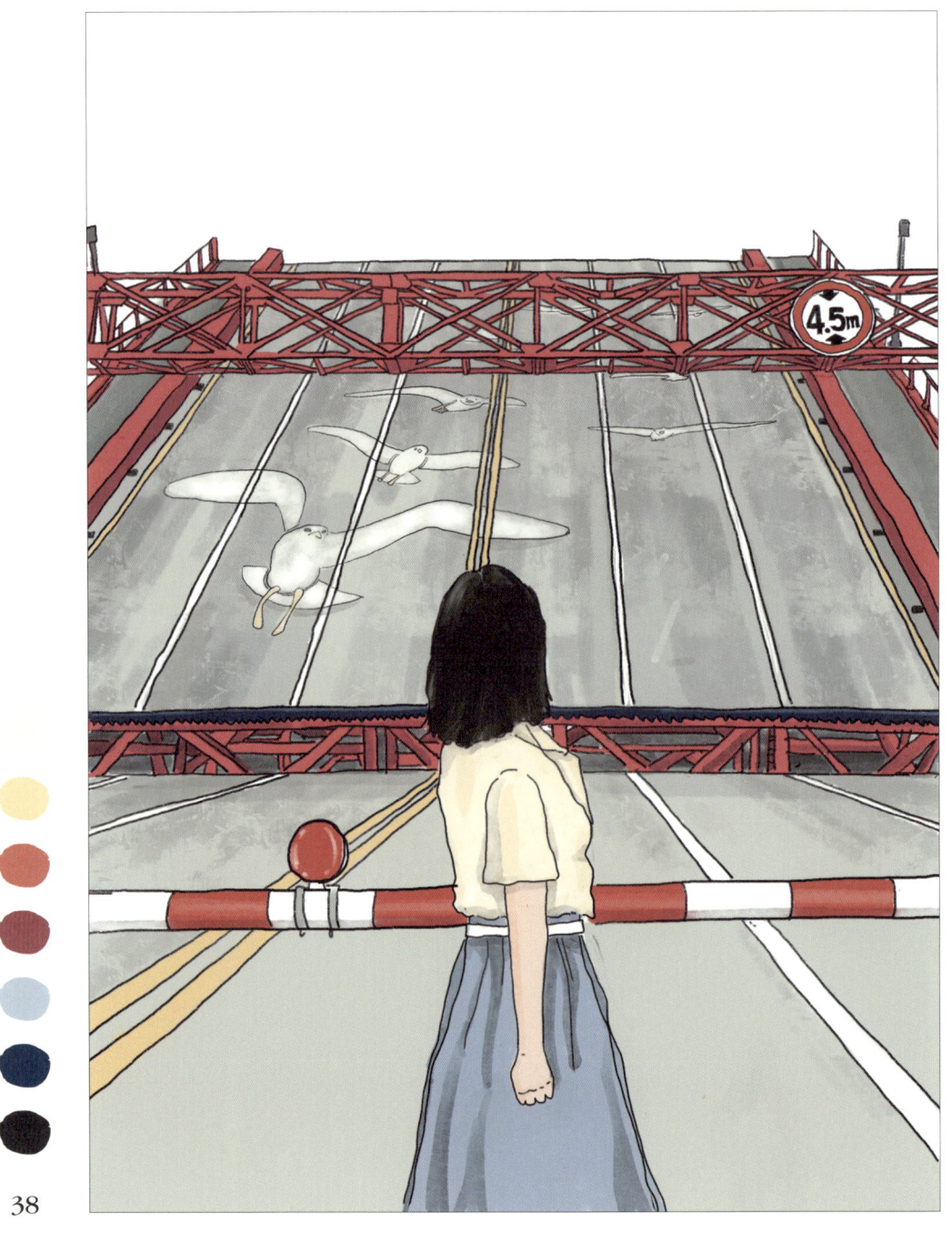

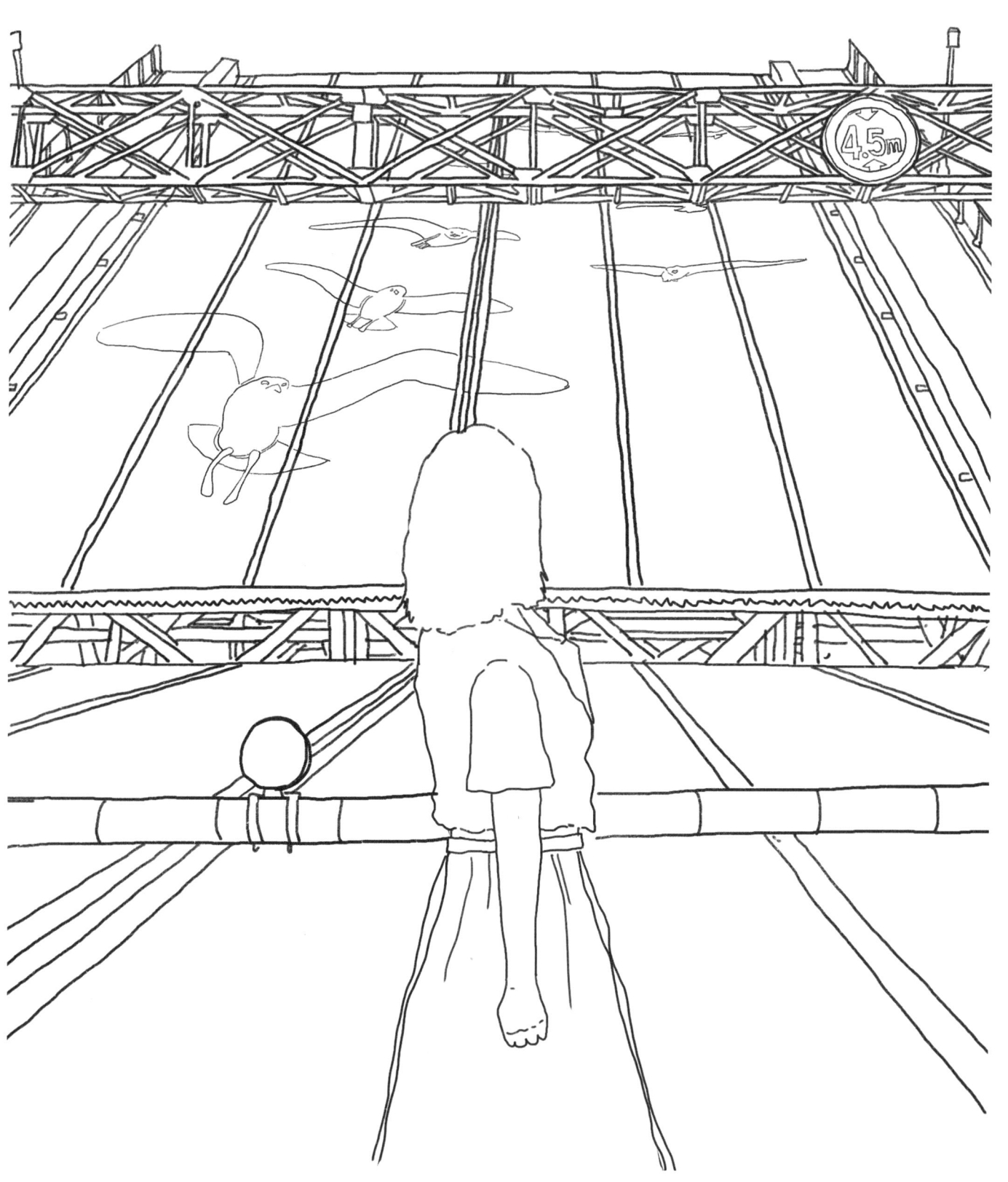

충청 | 현충사

충무공 이순신 장군의 영정과 업적을 기리는 사당으로,
현충사의 정문으로 세워진 충의문이 아름답다.

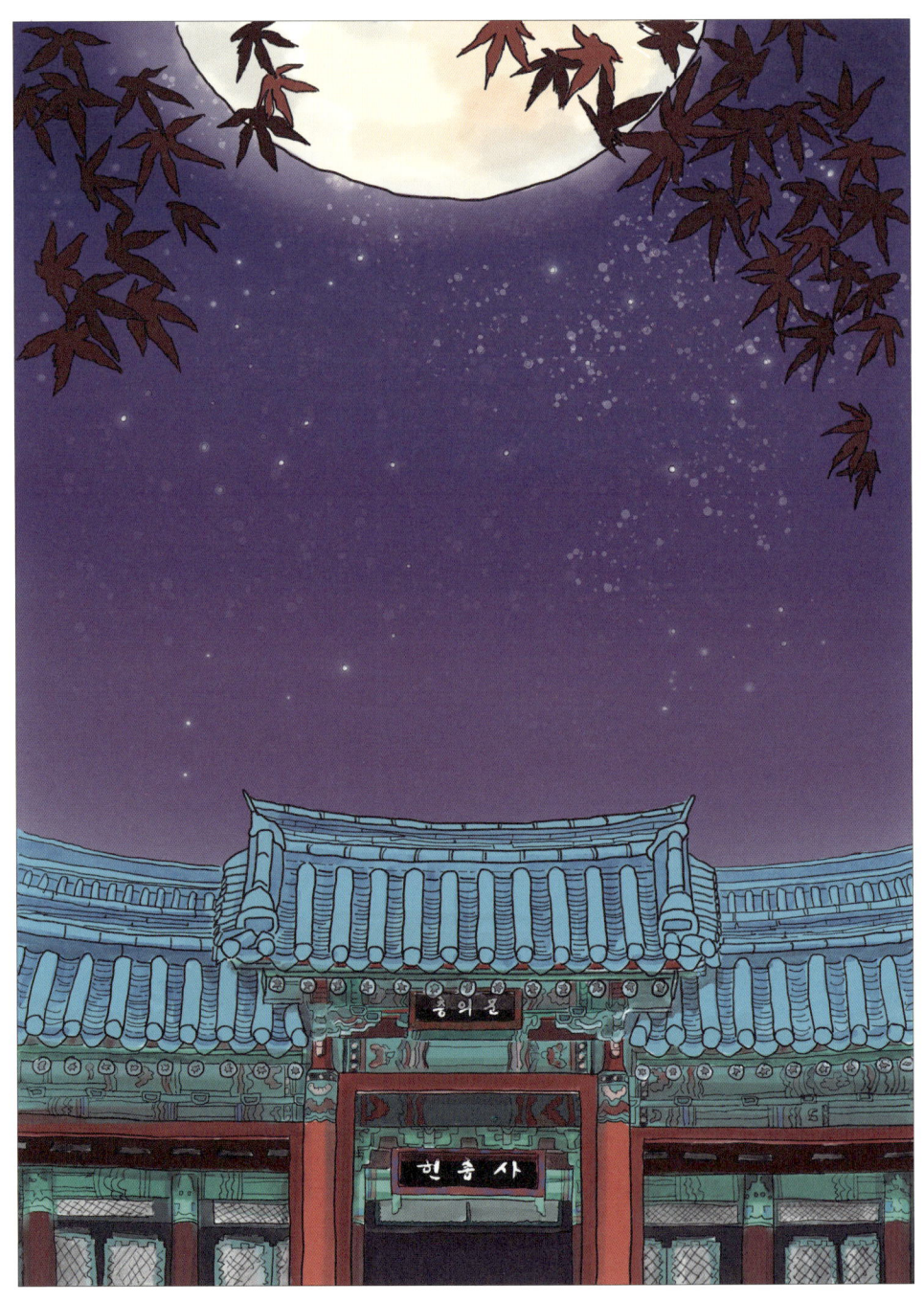

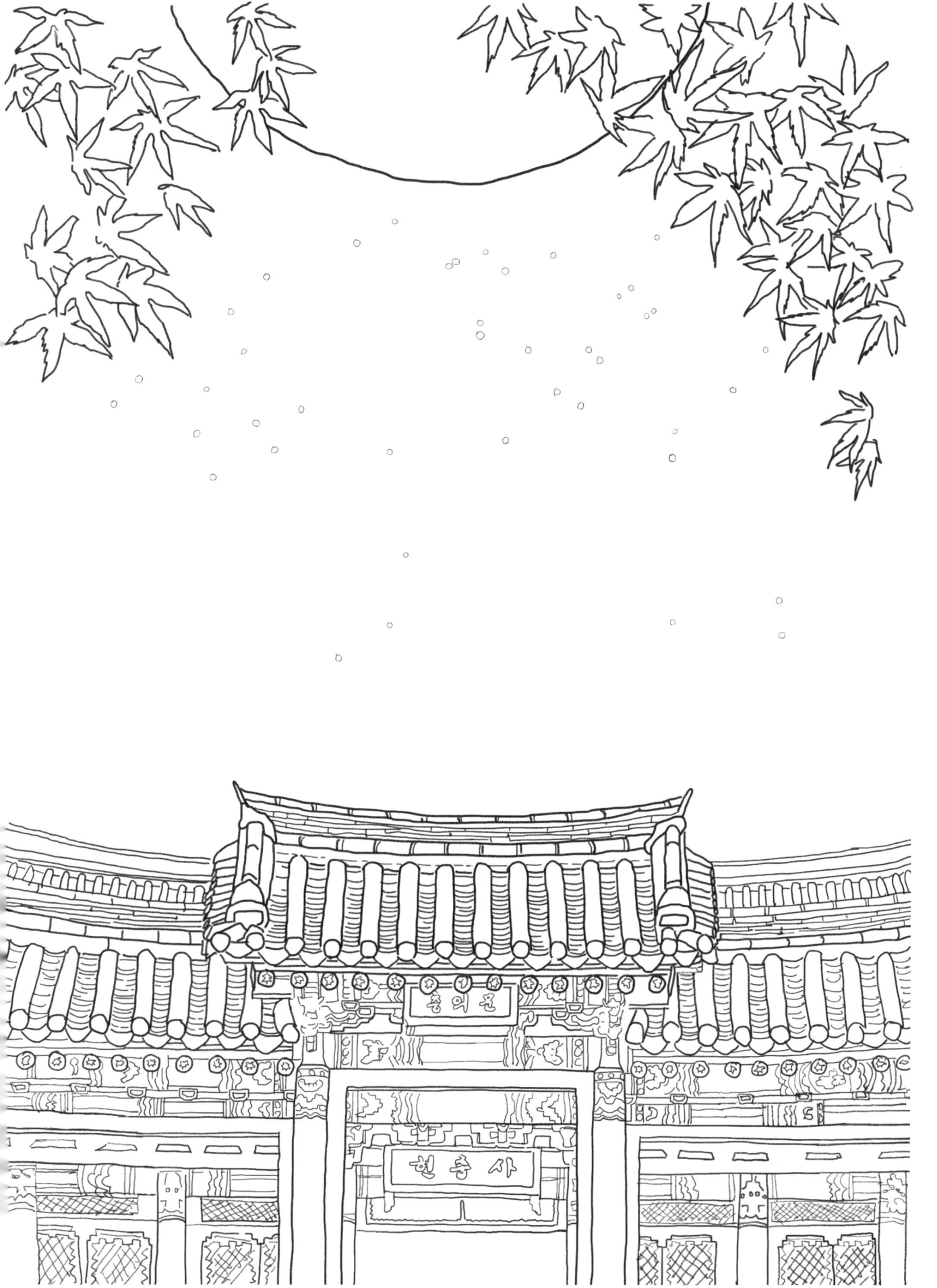

충청 | 안면도

우리나라에서 7번째로 큰 섬으로 태안군에 위치한다.
자연휴양림과 해수욕장이 있어 사계절 사랑받는 관광지다.

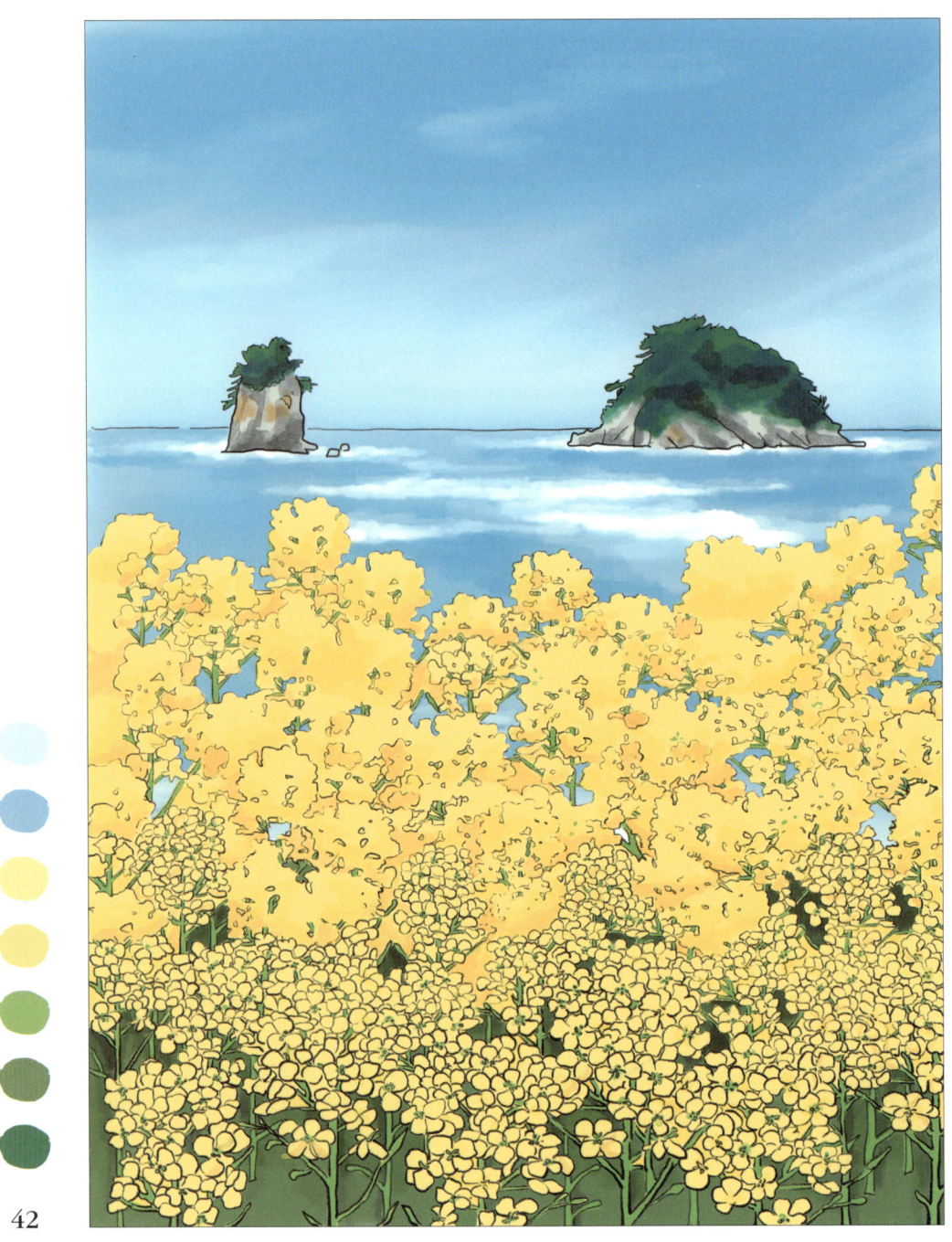

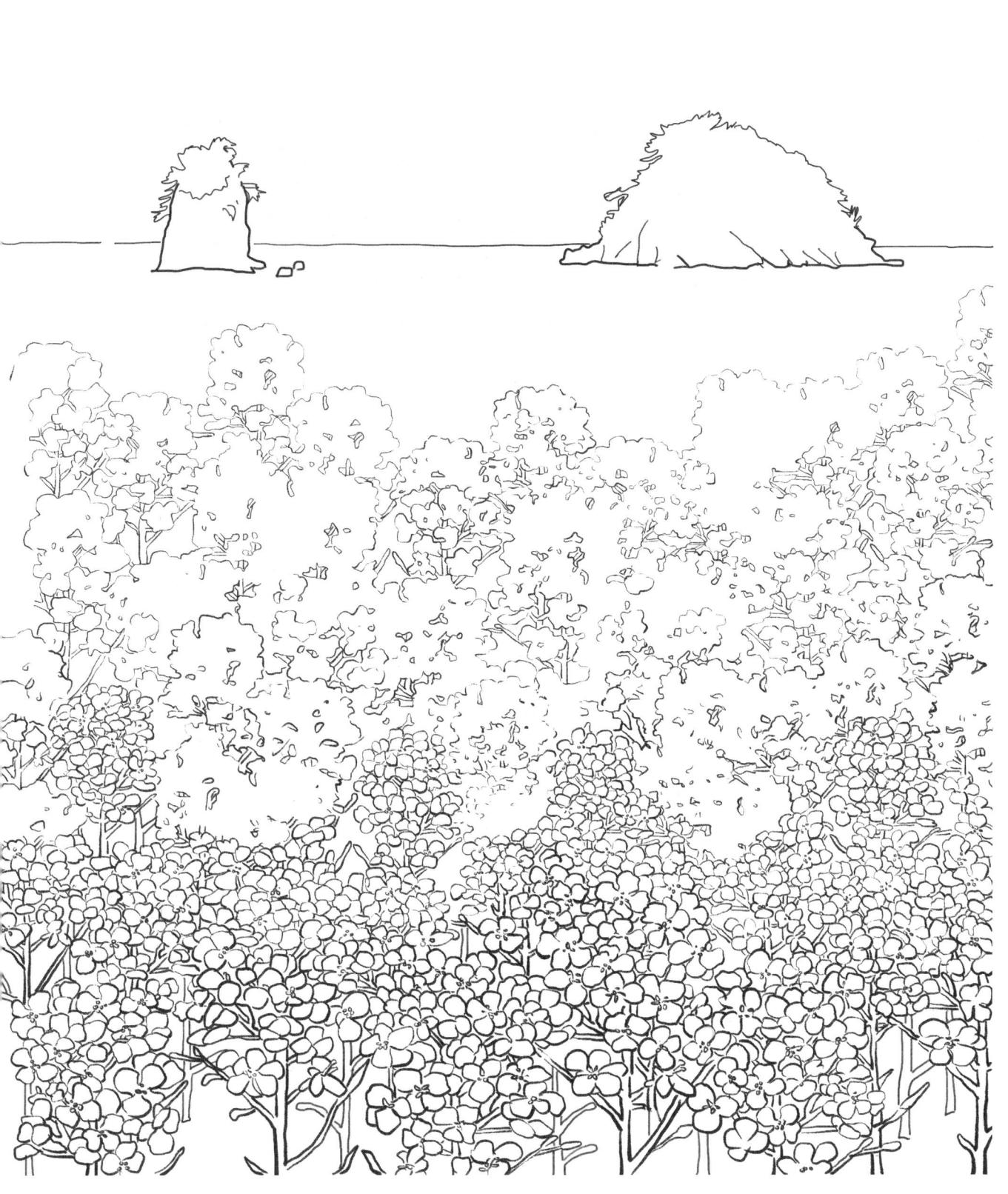

충청 | 궁남지

우리나라 최초의 조경으로,
《삼국사기》에 백제 무왕 때 만든 궁의 정원으로 기록되어 있다.

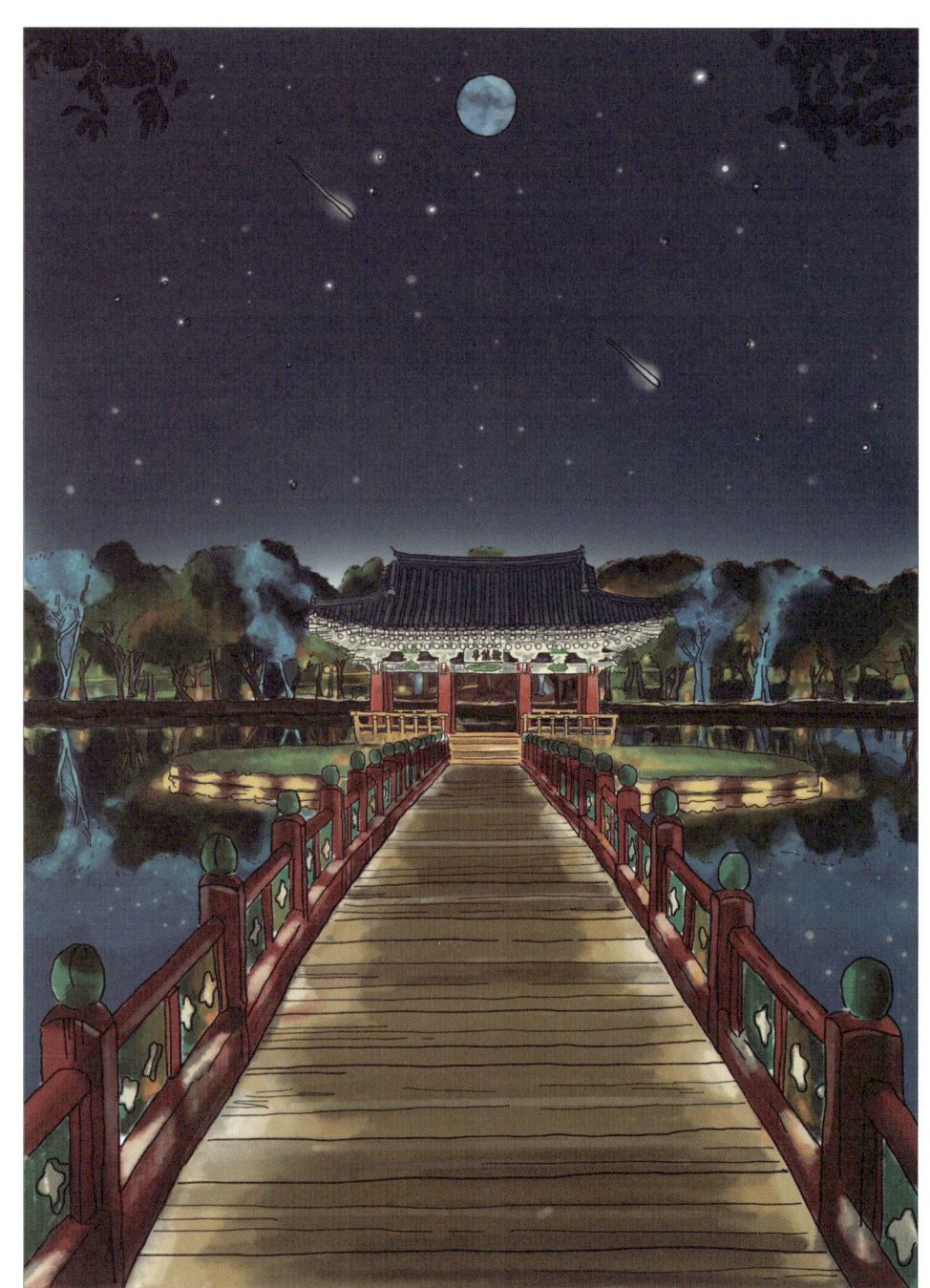

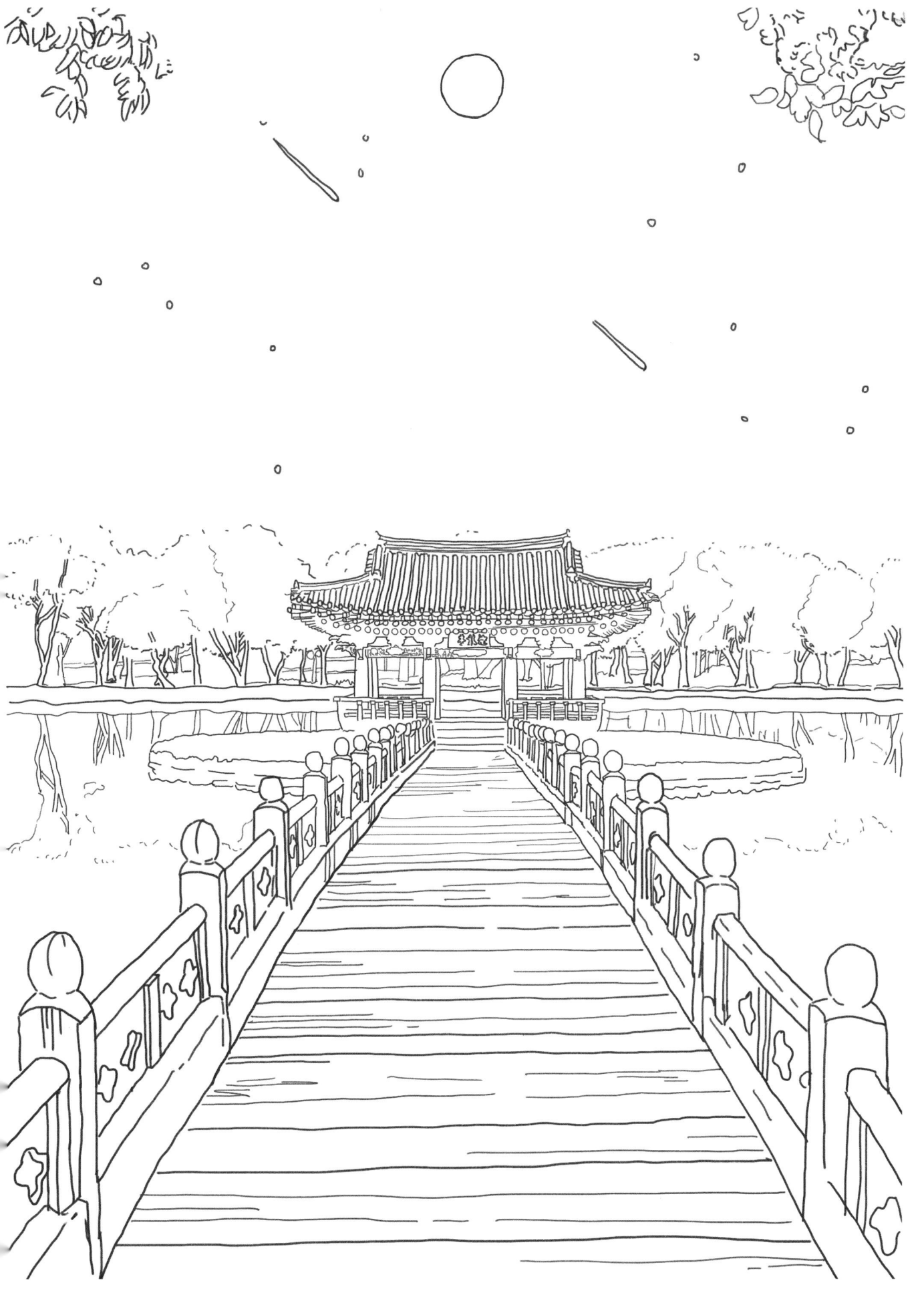

전라 고창읍성

전라 동백섬

전라 소쇄원

전라 섬진강 매화마을

강원 설악산

강원 월정사

강원 경포대

강원 양떼목장

인천 강화도

인천 차이나타운

제주 성산일출봉

제주 한라산

제주 성읍민속마을

제주 용머리해안

제주 산굼부리

아름다운 우리나라 여행

파트 2

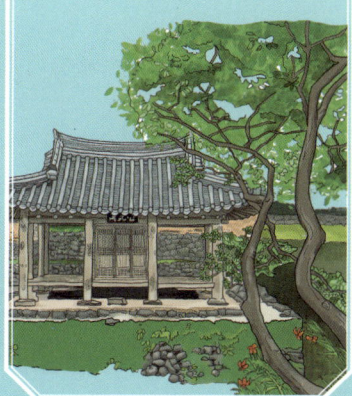

전라 | 고창읍성

조선시대, 왜적의 침입을 막기 위해 쌓은 성으로
산책로가 아름답고, 고즈넉한 관광지다.

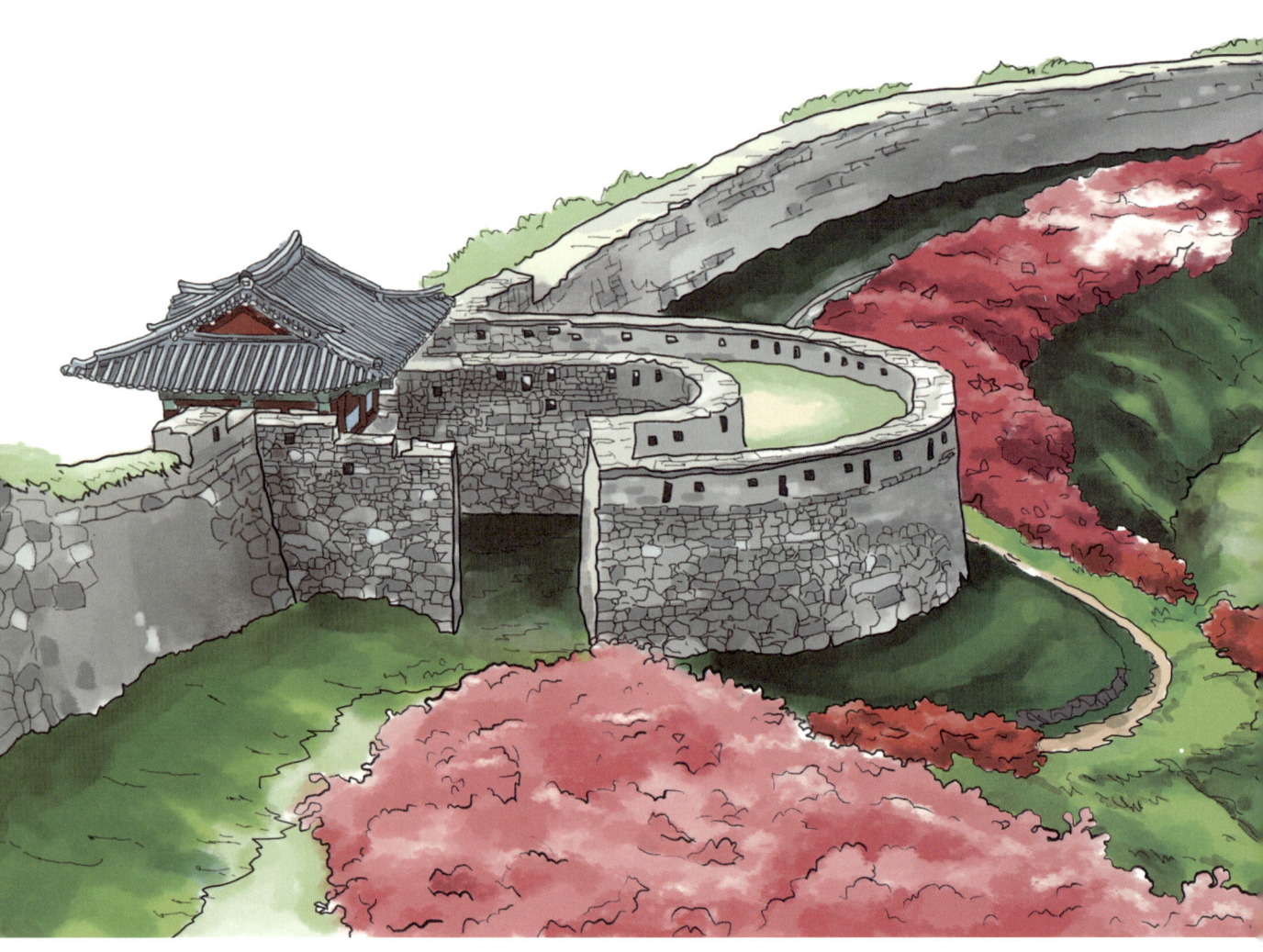

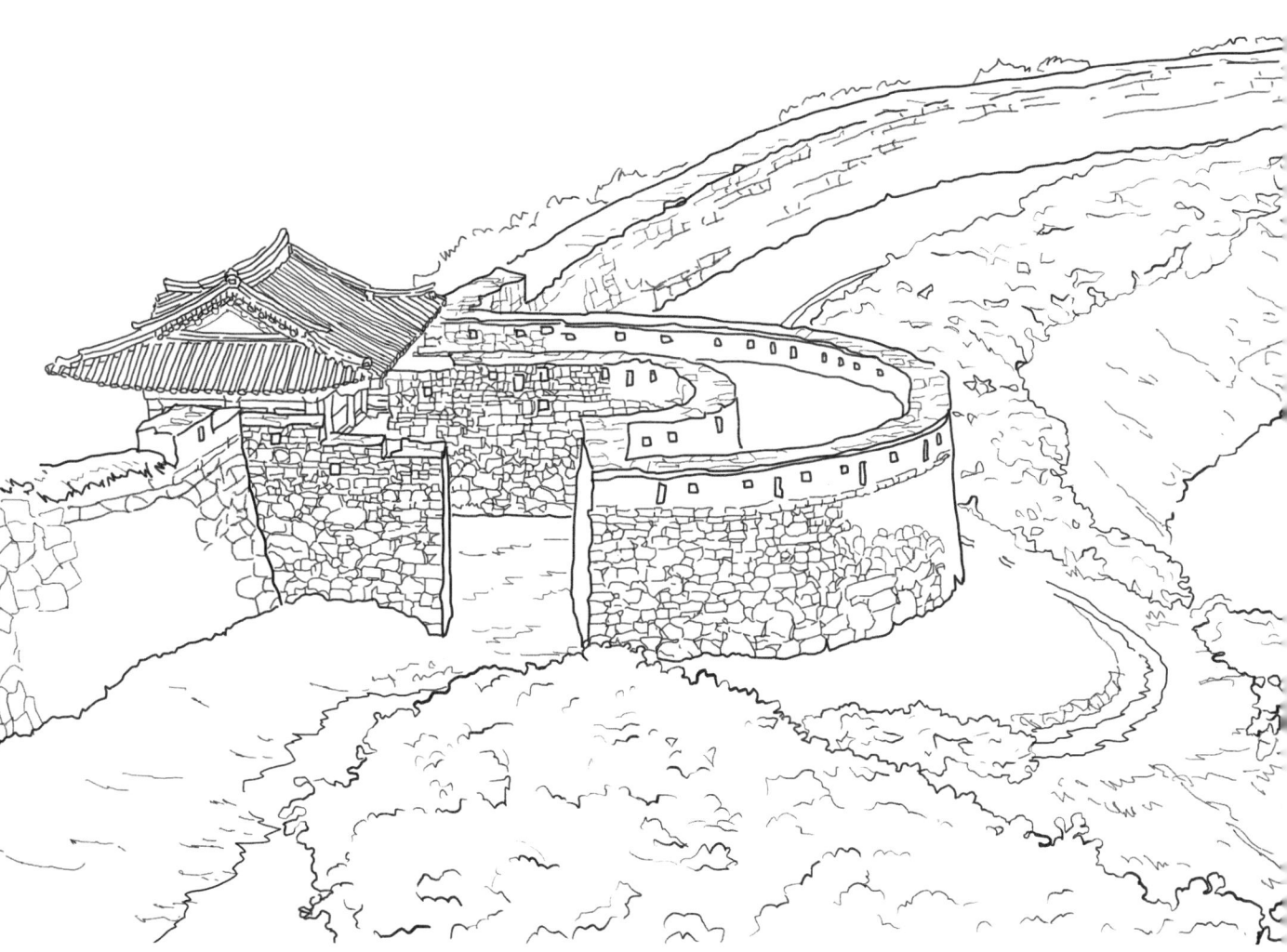

전라 | 동백섬

원래 섬이었는데, 퇴적작용으로 반도가 되었다.
동백꽃과 소나무, 바다가 어우러진 풍경이 아름다워 오랫동안 사랑받아온 관광지다.

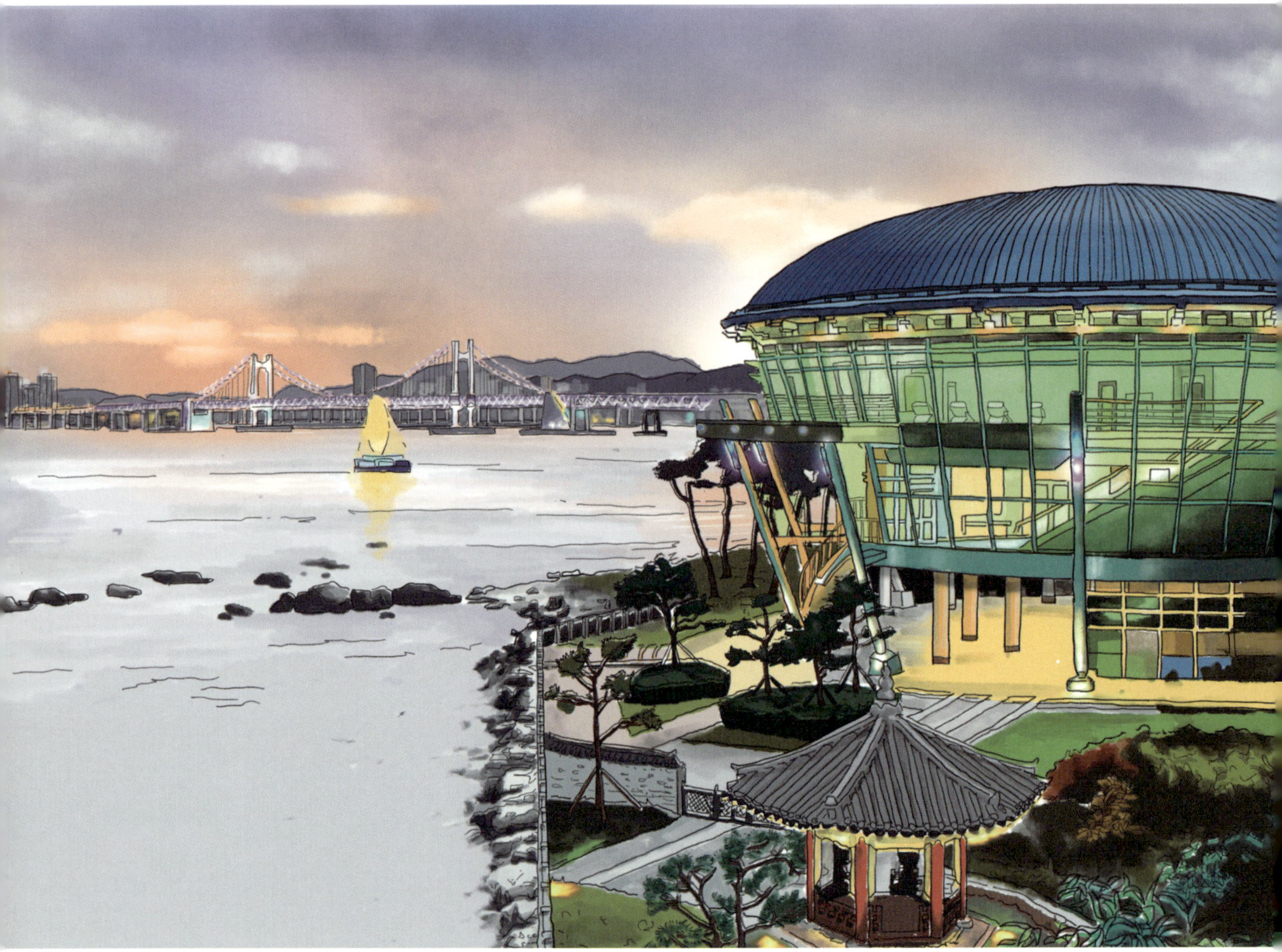

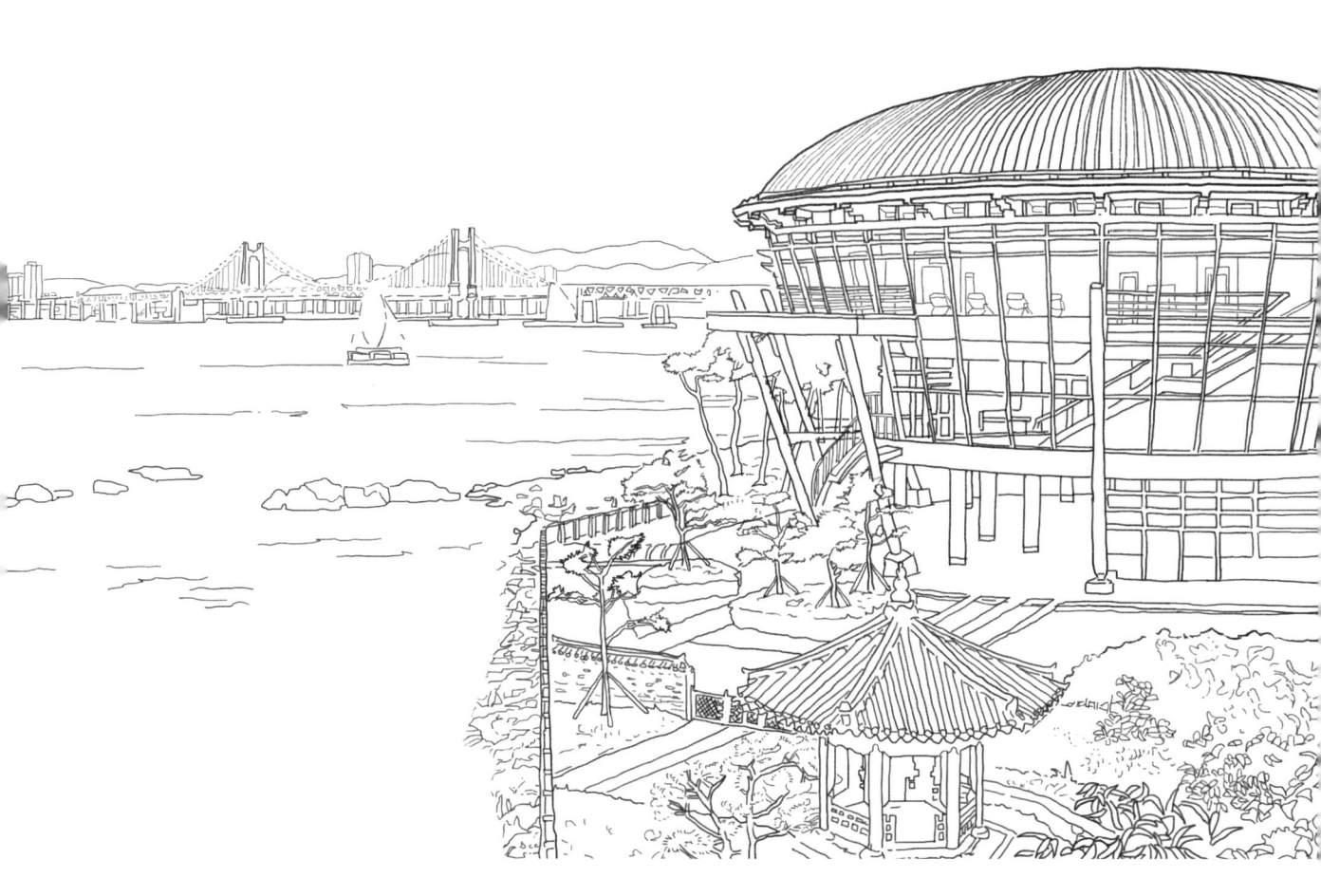

전라 | 소쇄원

다듬지 않은 자연을 표방하는 조선시대 조경문화를 대표하는 곳으로
대나무가 가득한 아름다운 산책로가 유명하다.

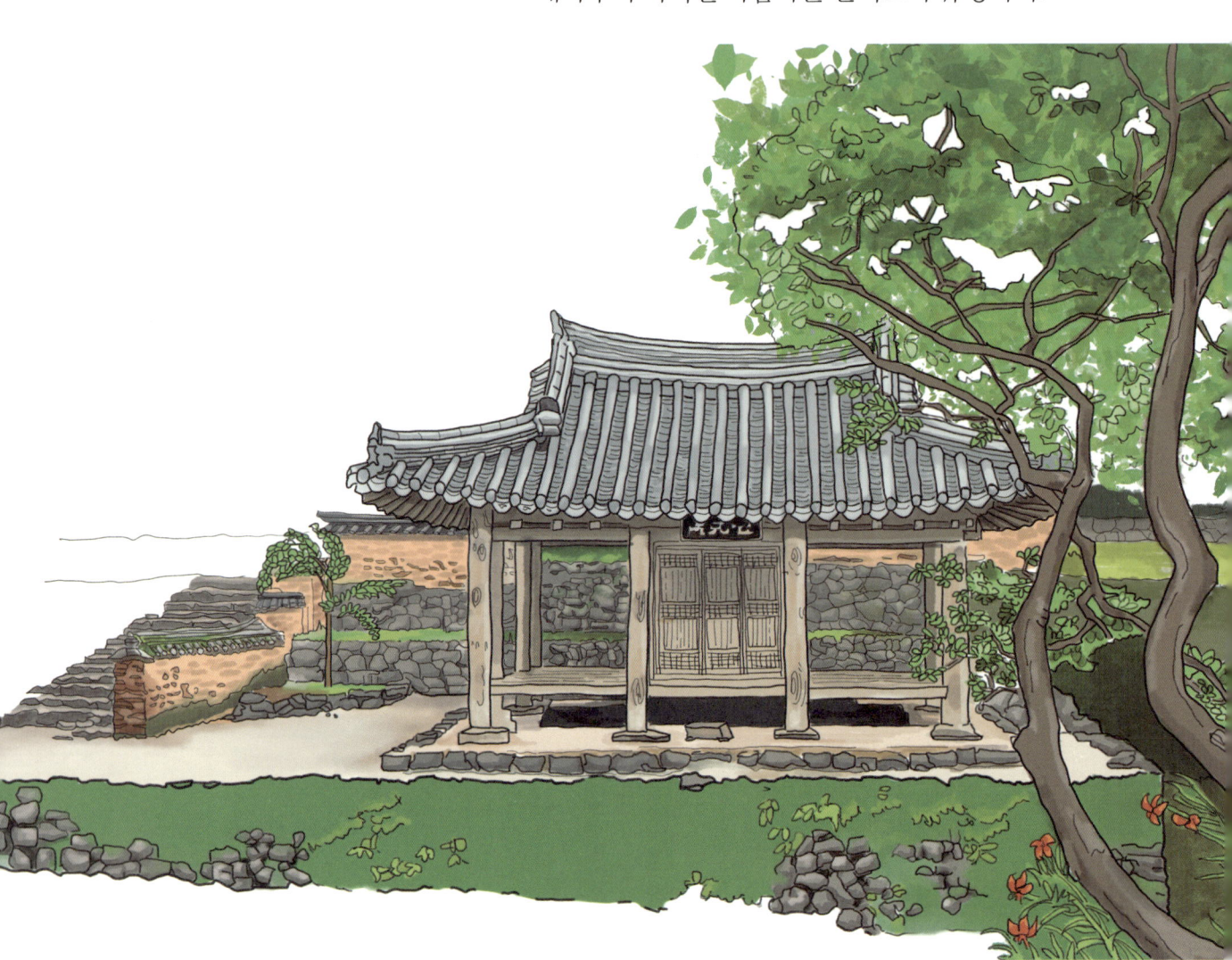

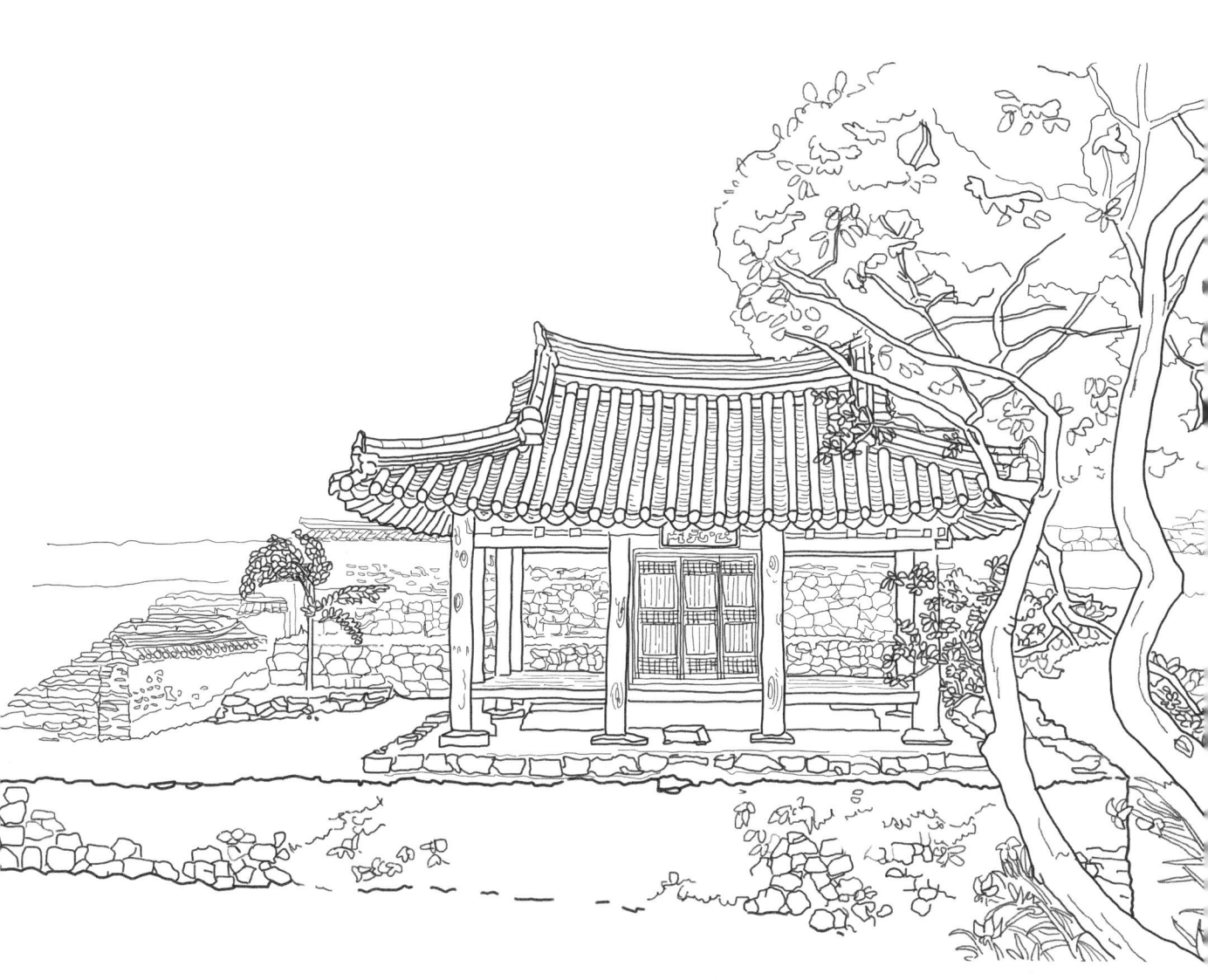

전라 | 섬진강 매화마을

매화꽃의 개화로 우리나라에서 봄소식을 가장 먼저 알리는 관광지다.
33만m² 규모의 매화꽃밭과 축제가 유명하다.

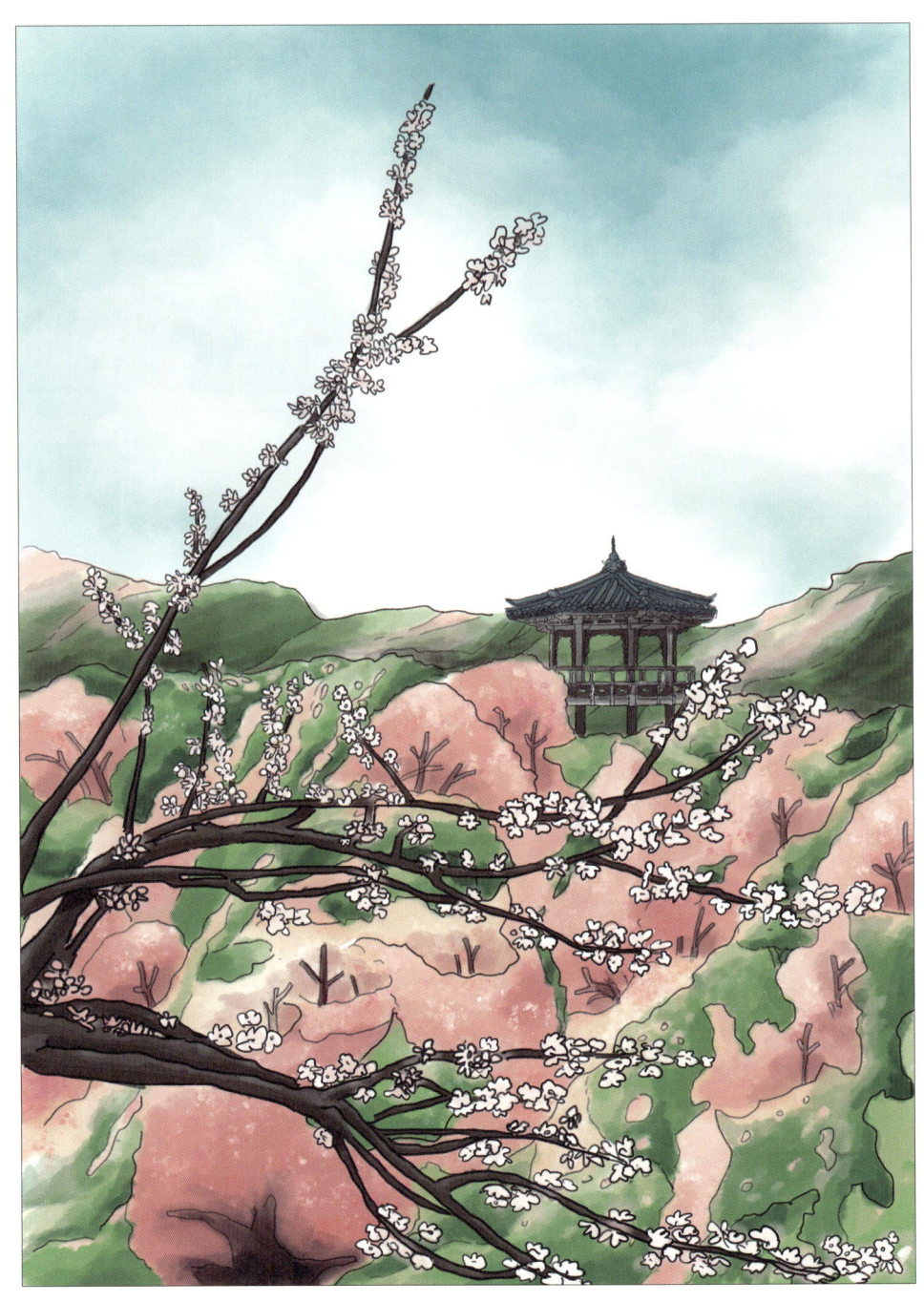

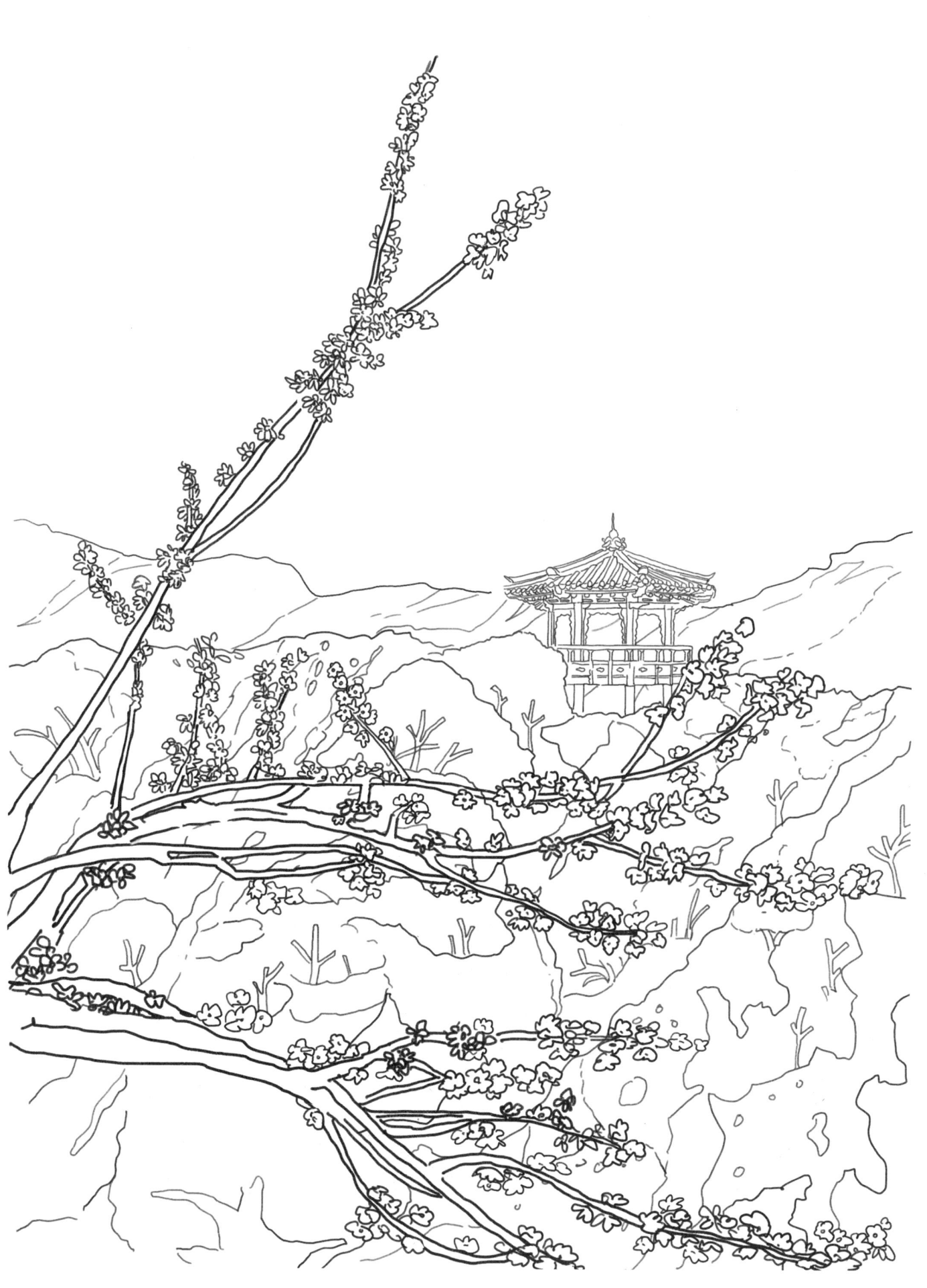

강원 | 설악산

우리나라에서 한라산, 지리산 다음으로 높은 산.
다양한 등산 코스와 온천, 계곡과 폭포, 단풍이 사계절 절경을 이룬다.

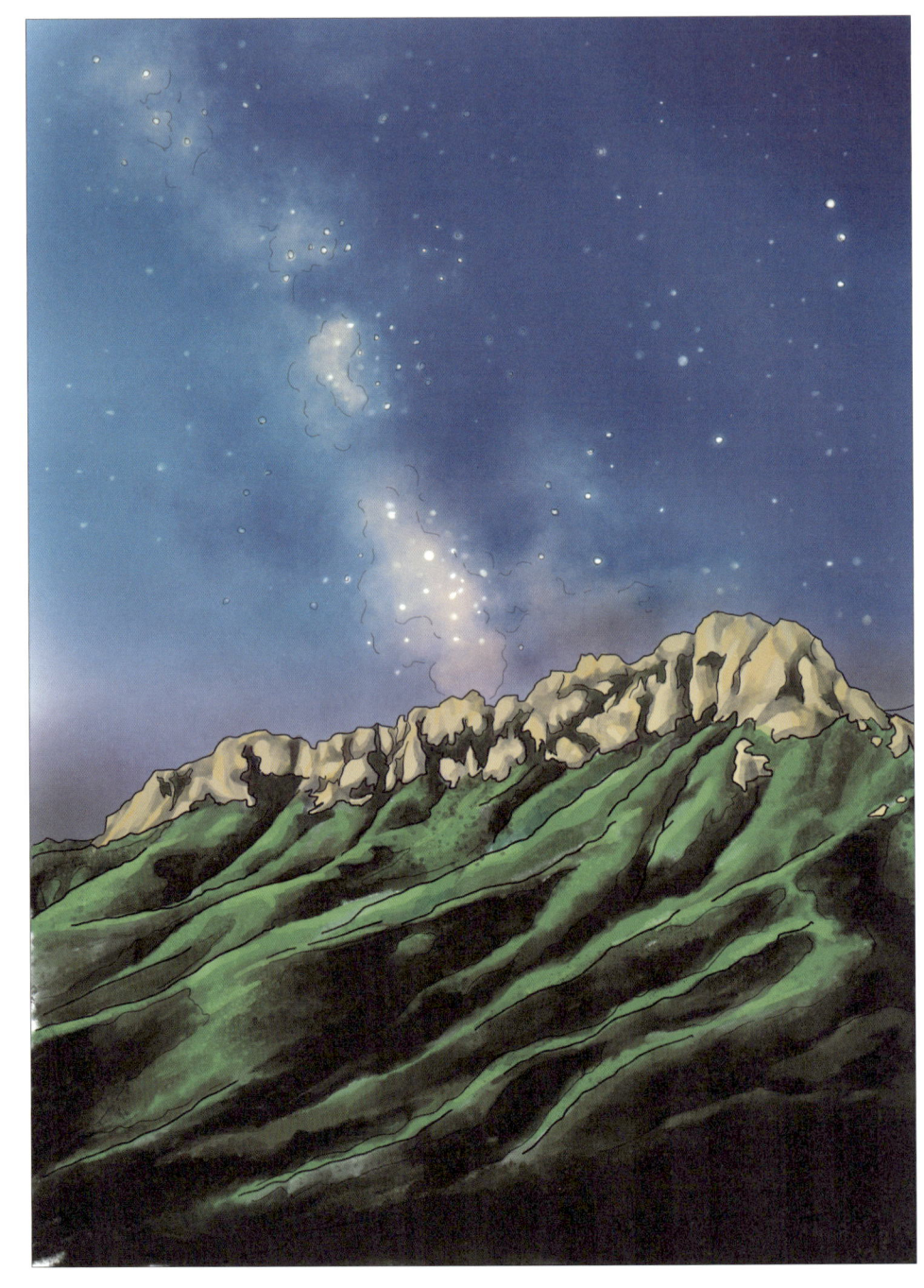

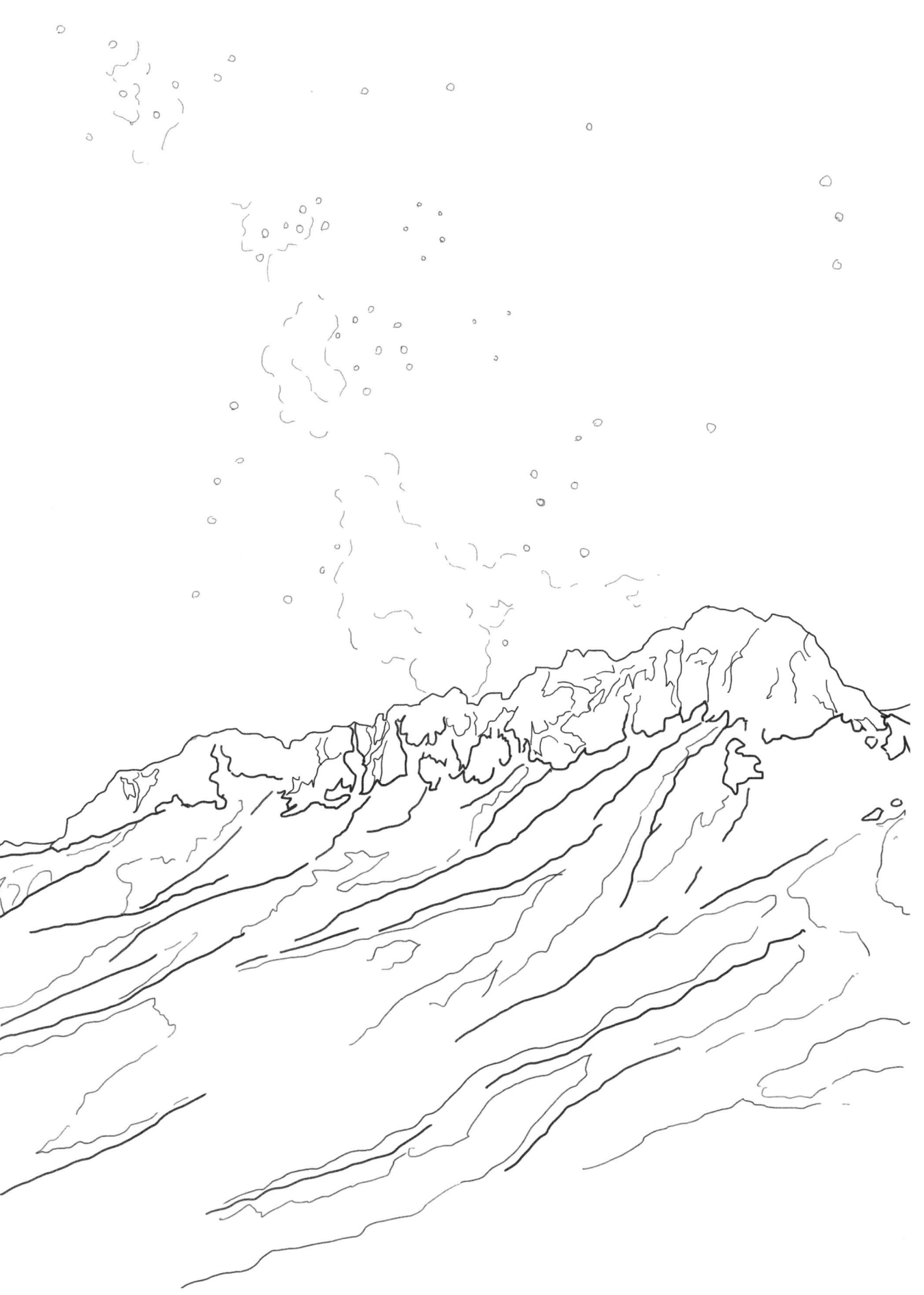

강원 | 월정사

강원도 오대산에 있는 사찰로 아름다운 계곡과 전나무숲길,
고려시대에 세워진 팔각구층석탑이 유명하다.

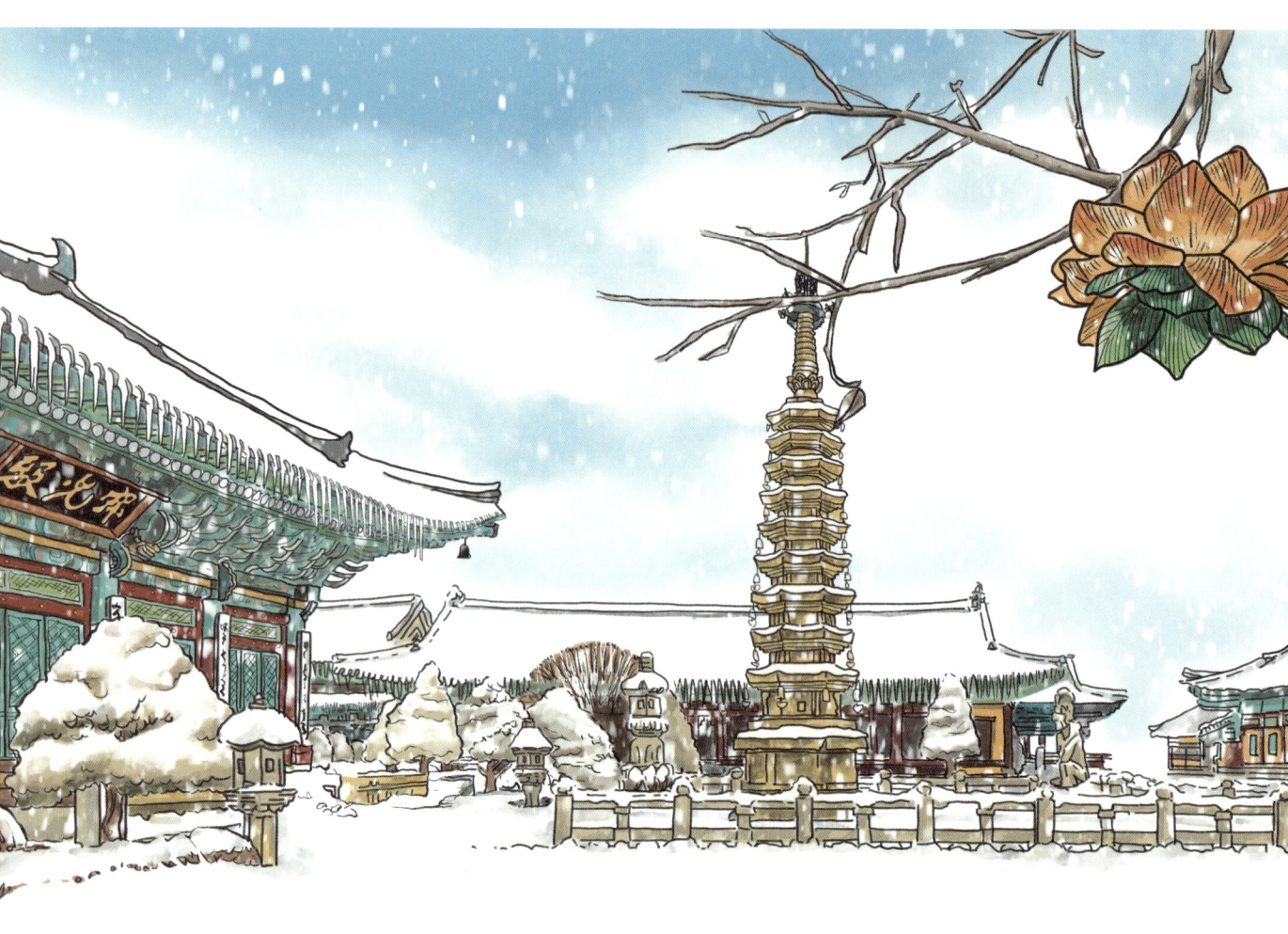

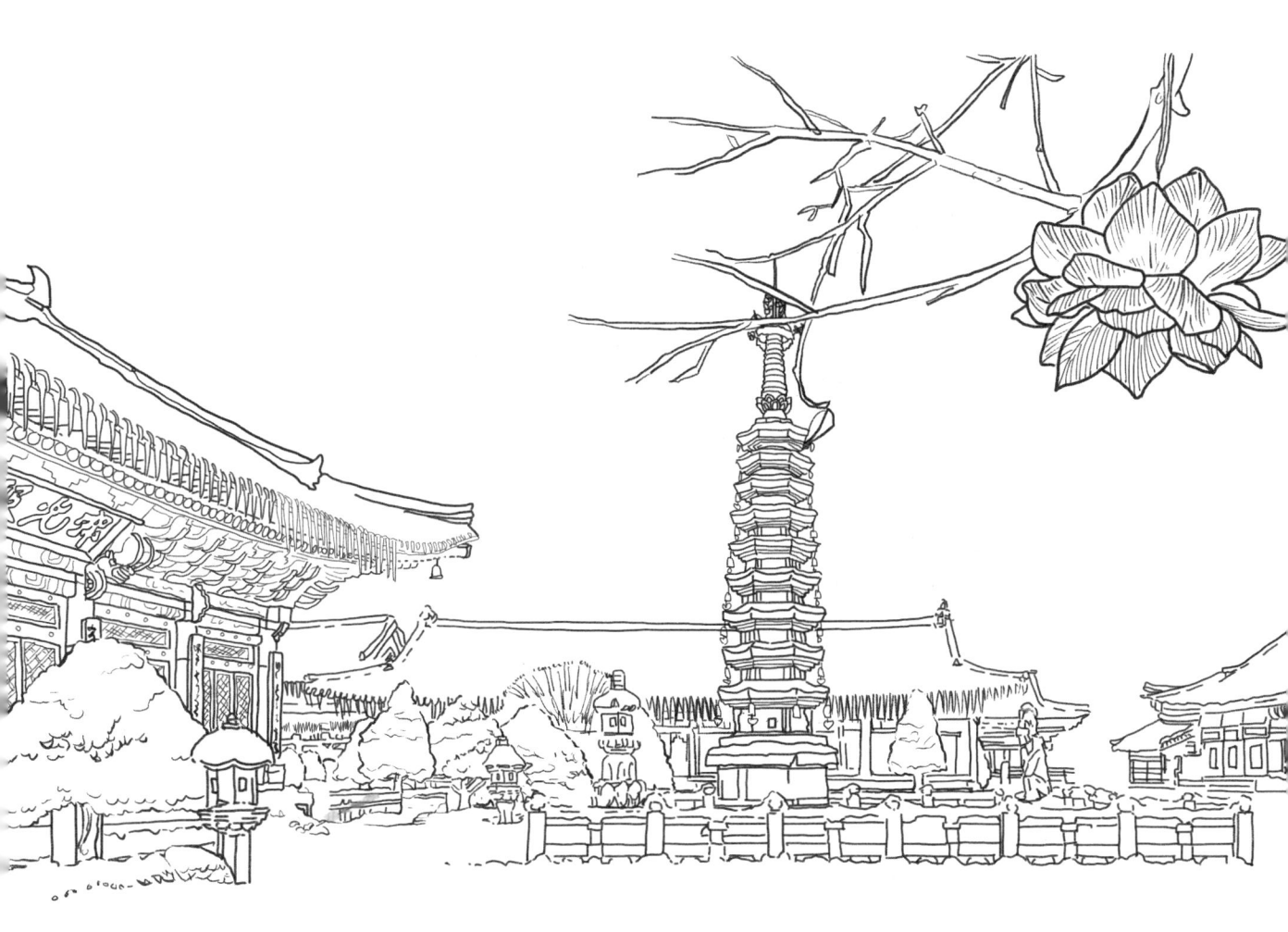

강원 | 경포대

경포호수 안에 있는 누각. 아름드리 소나무숲과 어우러진 경포호수가 내려다보이는 풍경이 아름답다.

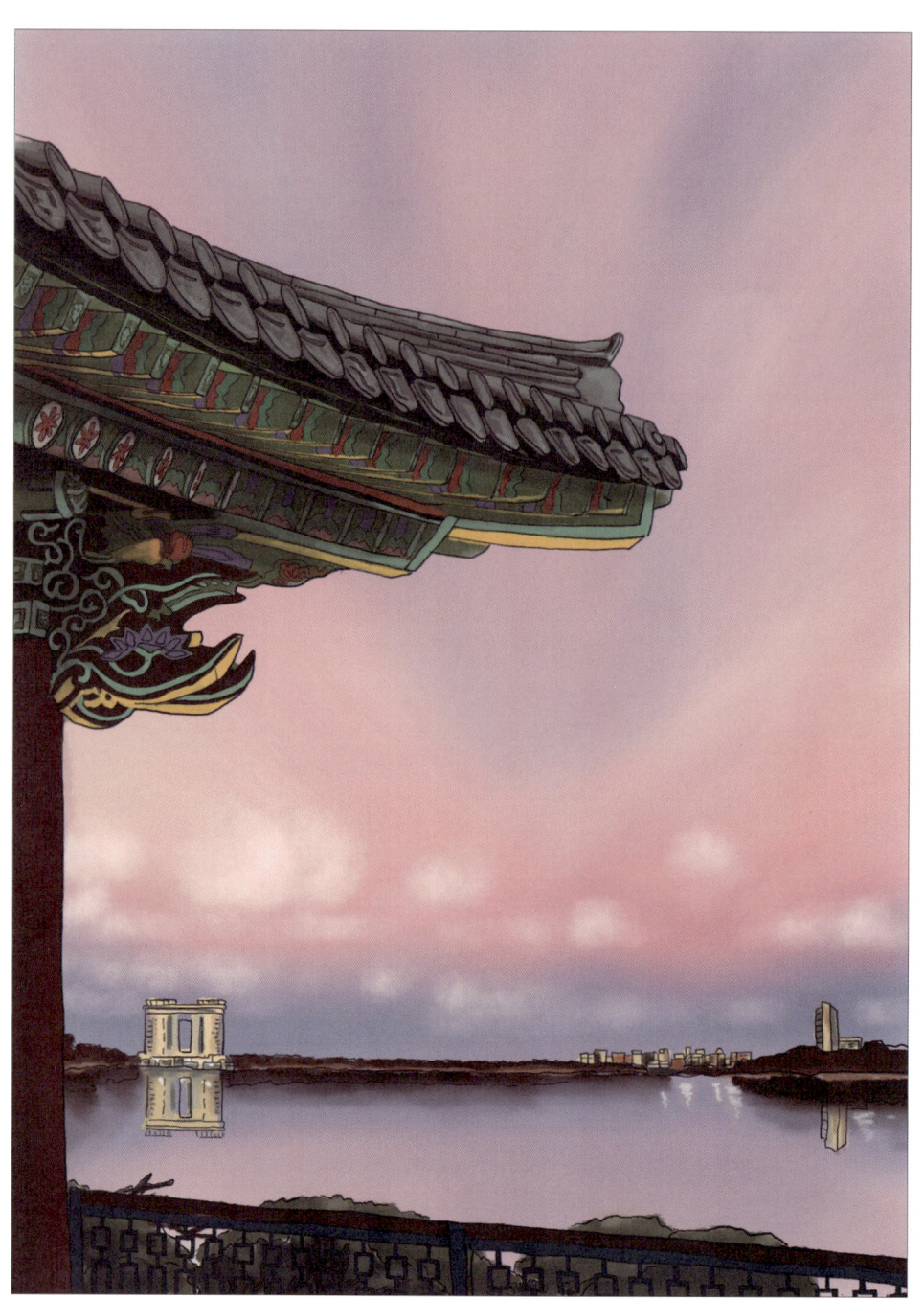

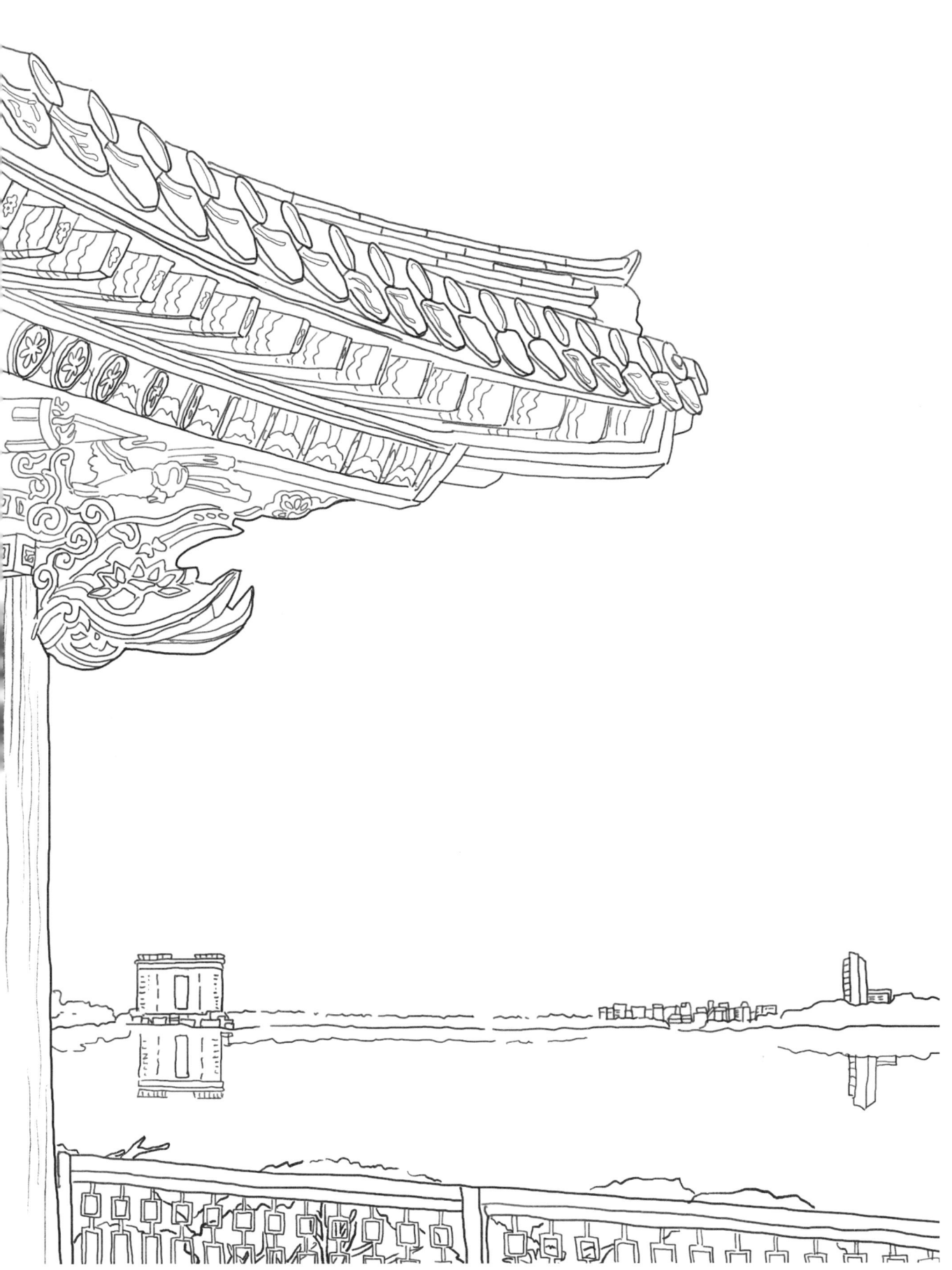

강원 | 양떼목장

한국의 알프스라는 별명이 있다.
동해안의 아름다움과 탁트인 초록 잔디가 깨끗하고 상쾌하다.

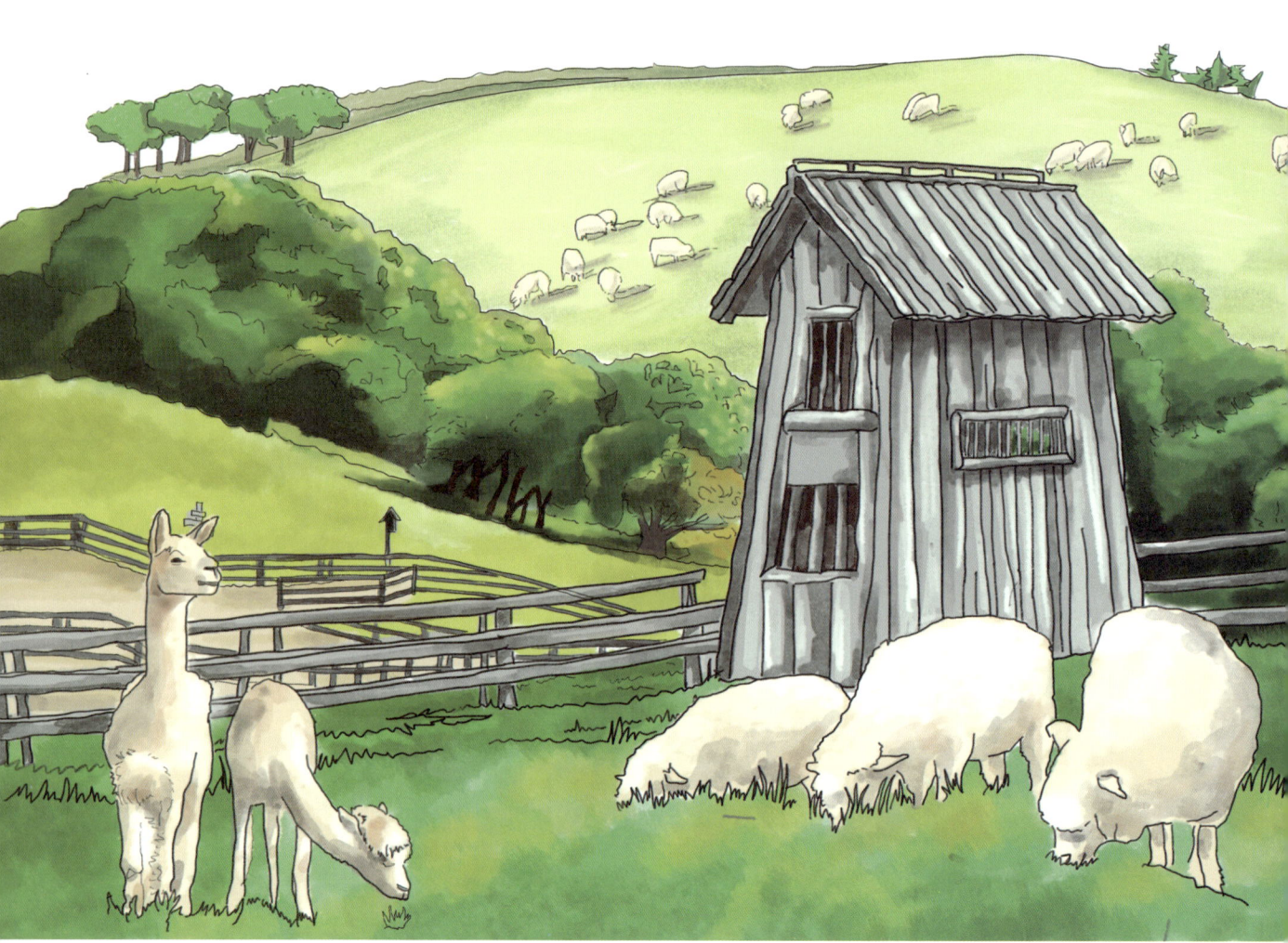

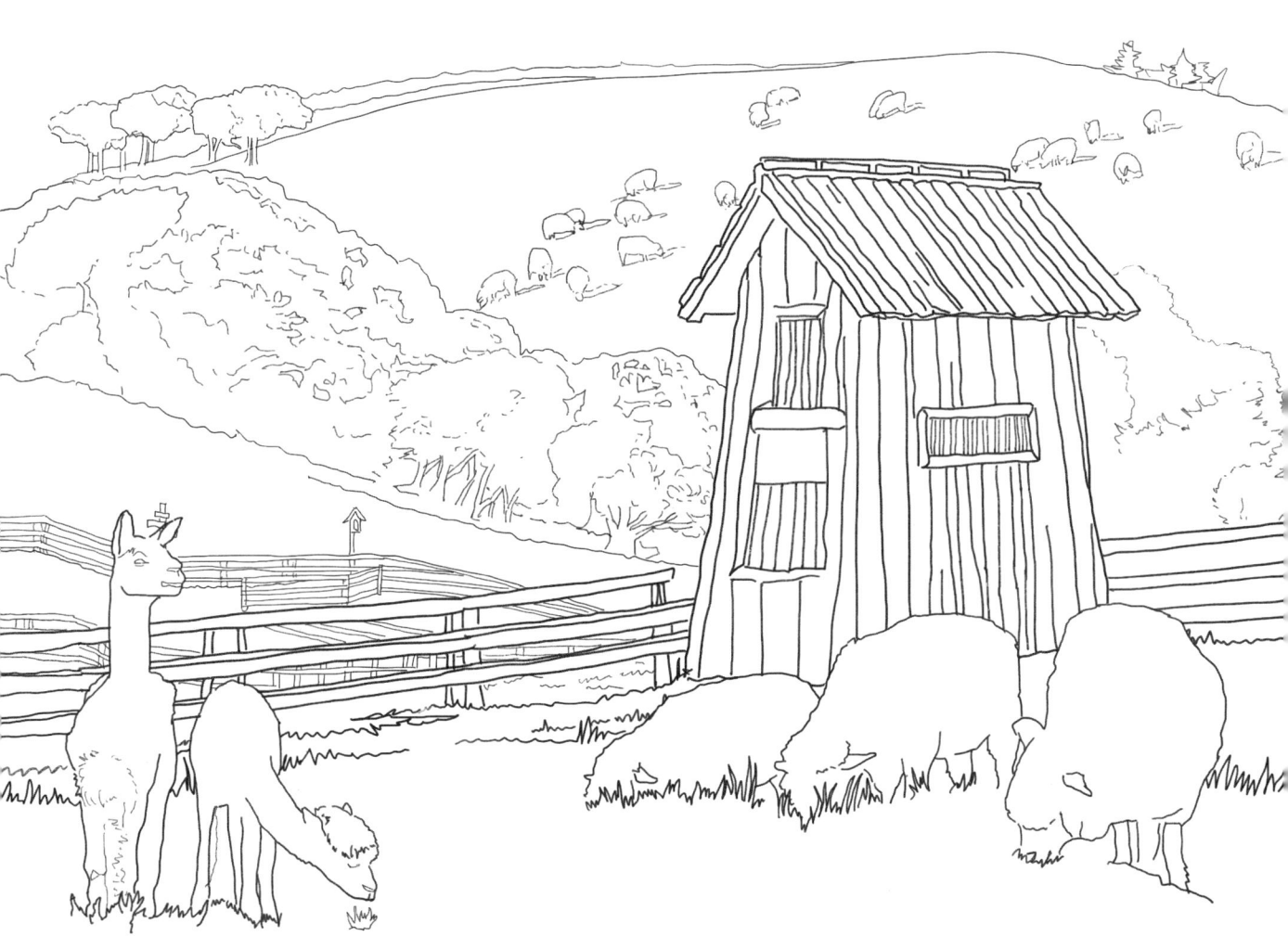

인천 | 강화도

서울에서 가까운 주말 나들이 코스로, 명승지와 관광지가 많다.
단군이 제사를 지냈다는 마니산이 유명하다.

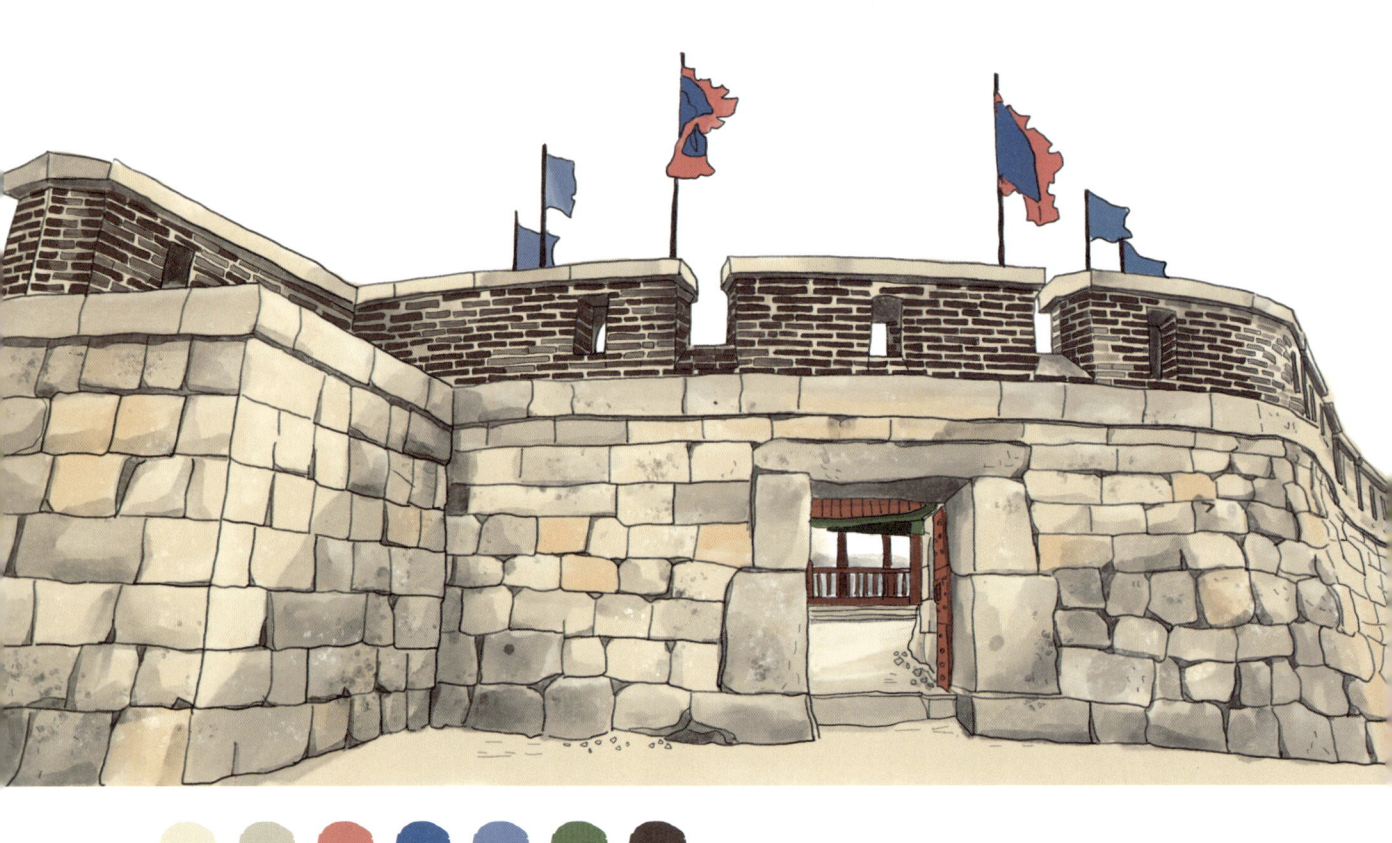

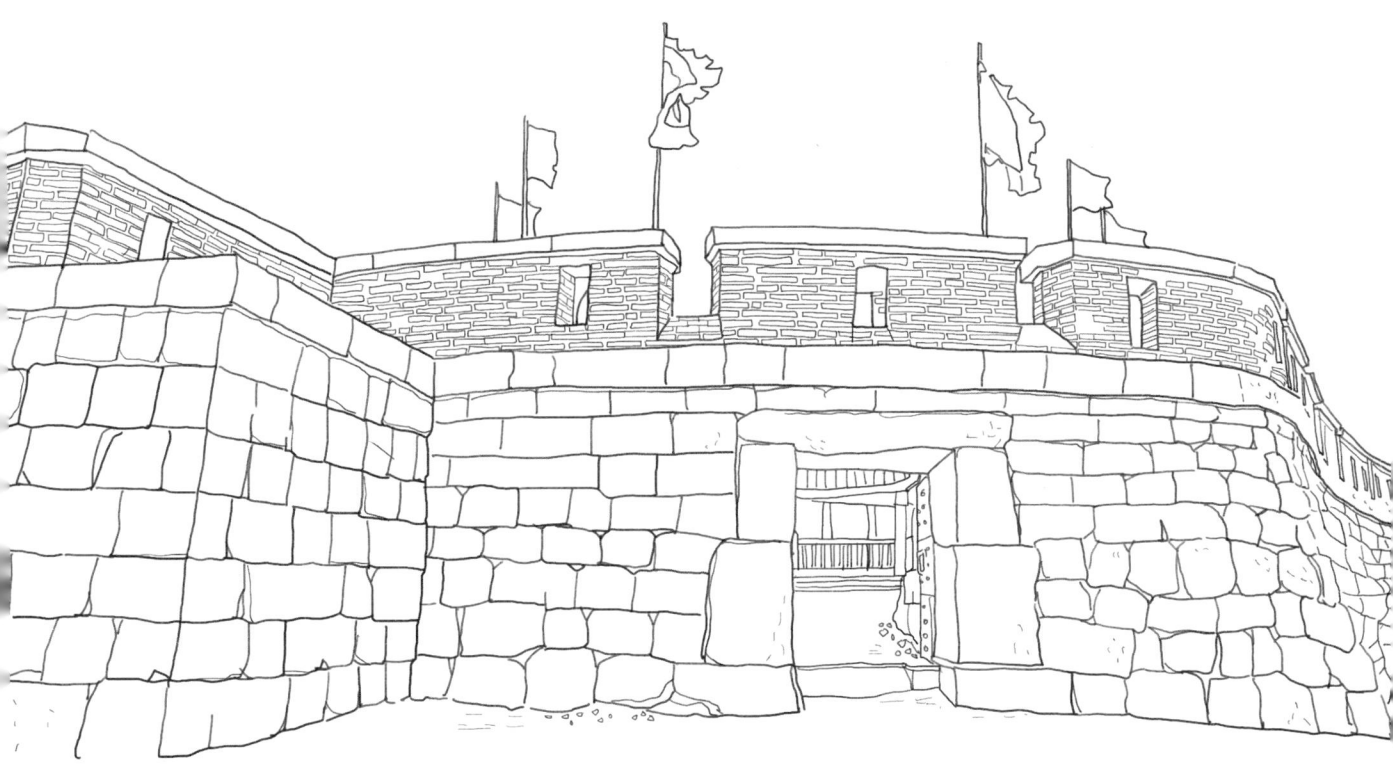

인천 | 차이나타운

자장면의 발상지. 화려한 중국식 건물과 벽화, 문화관 등
이국적인 풍경으로 언제나 사람들이 많이 찾는다.

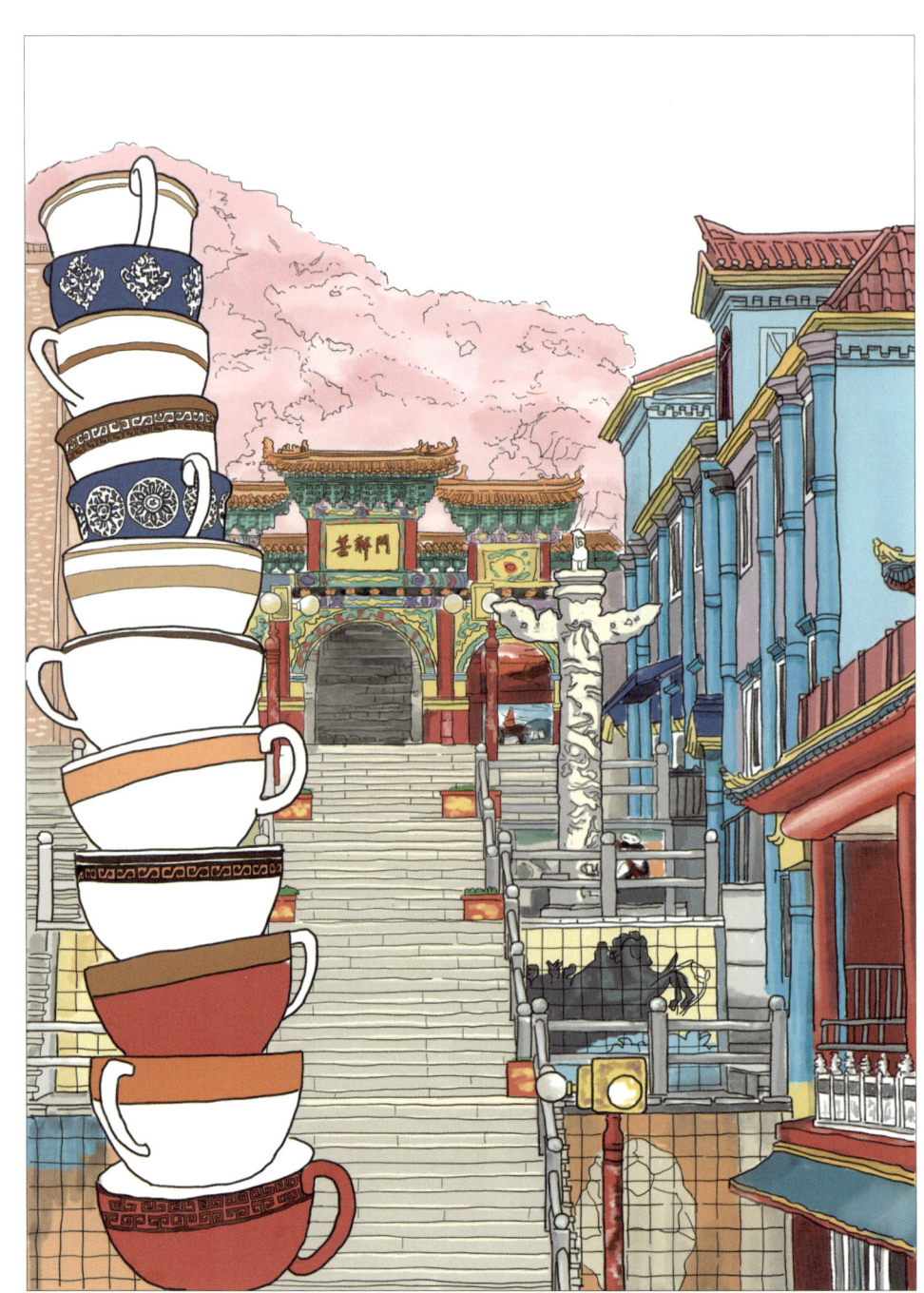

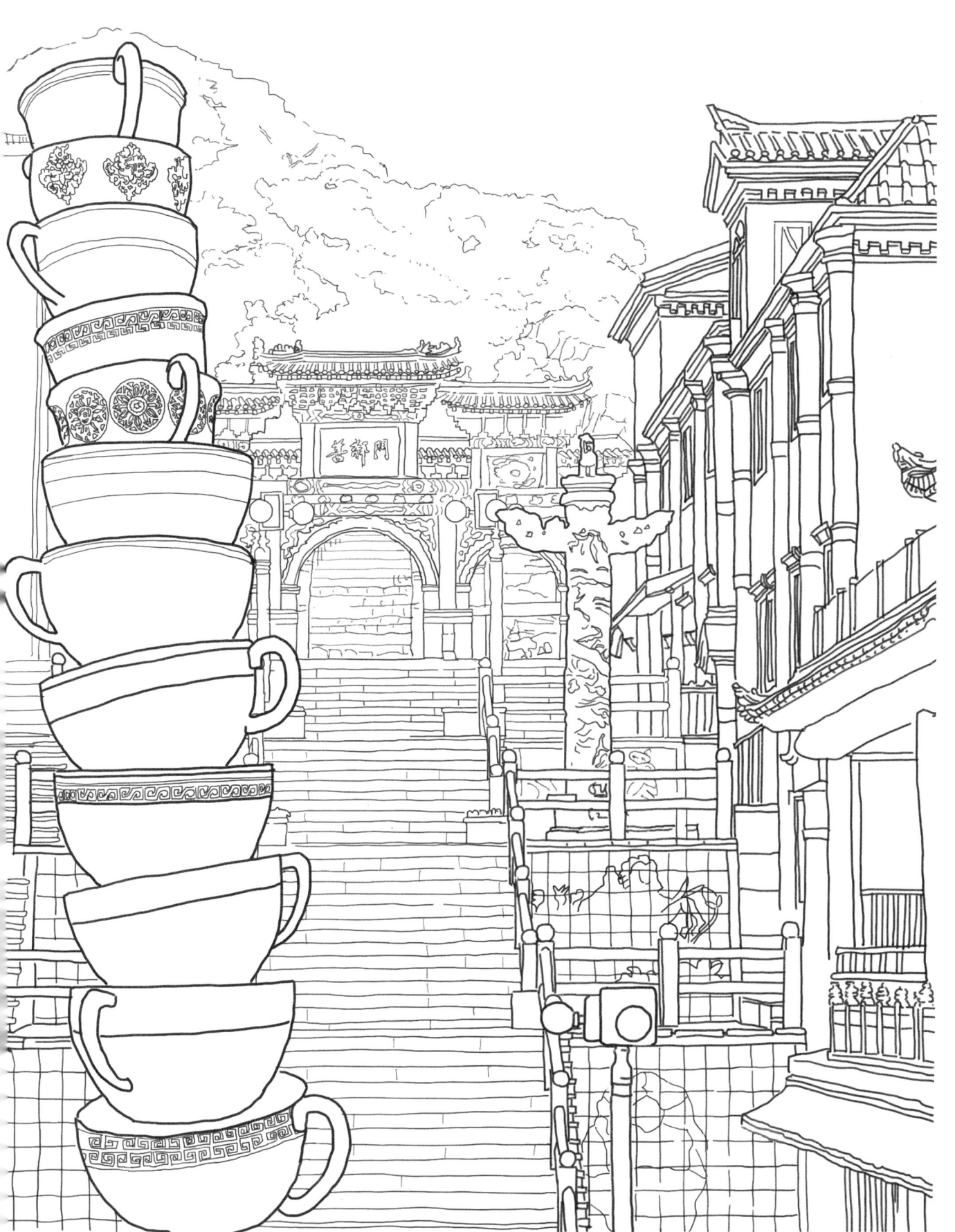

제주 | 성산일출봉

바다에서 수중 폭발한 오름으로,
유네스코 세계유산으로 등재되었으며, 해 뜨는 모습이 비경으로 꼽힌다.

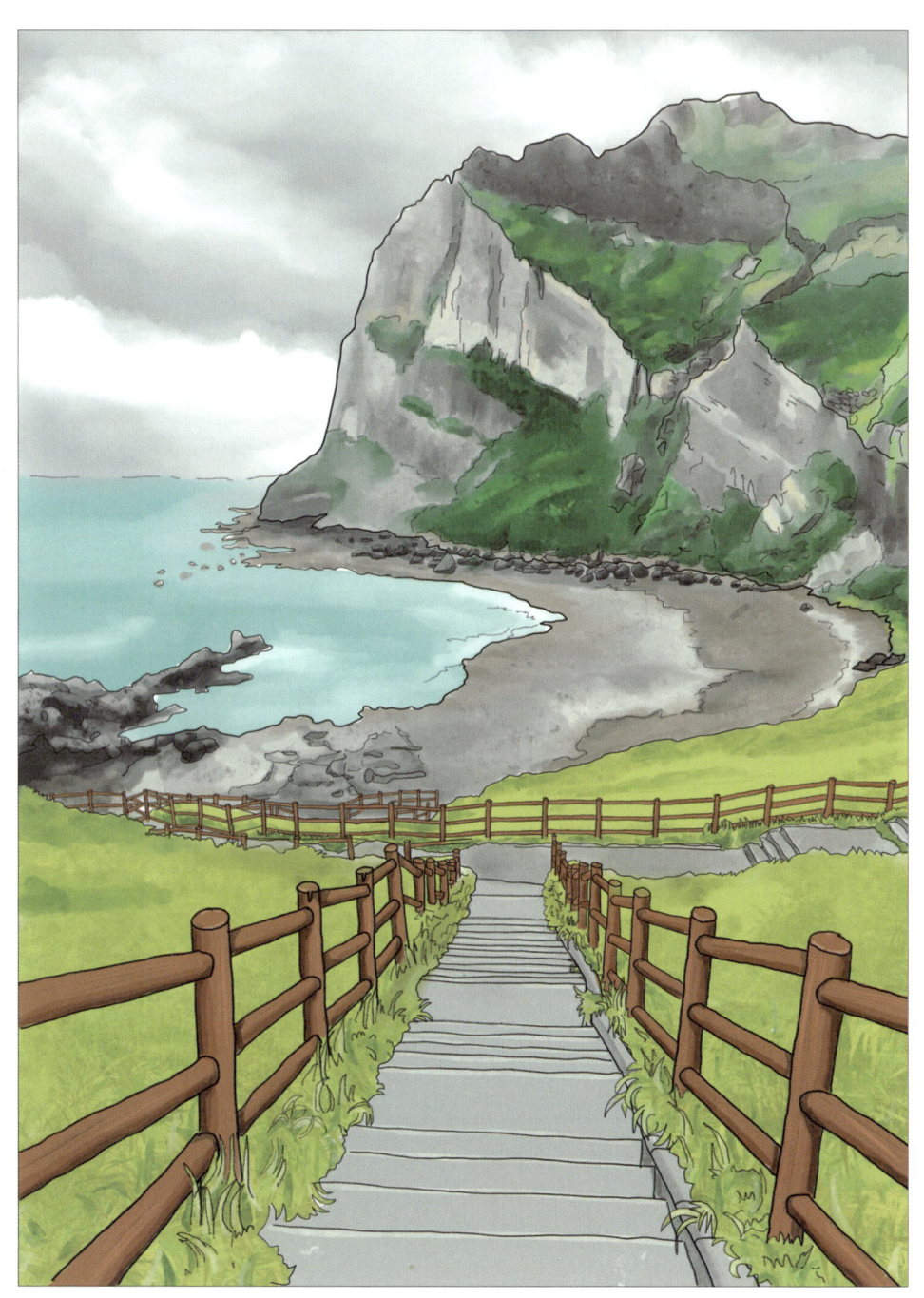

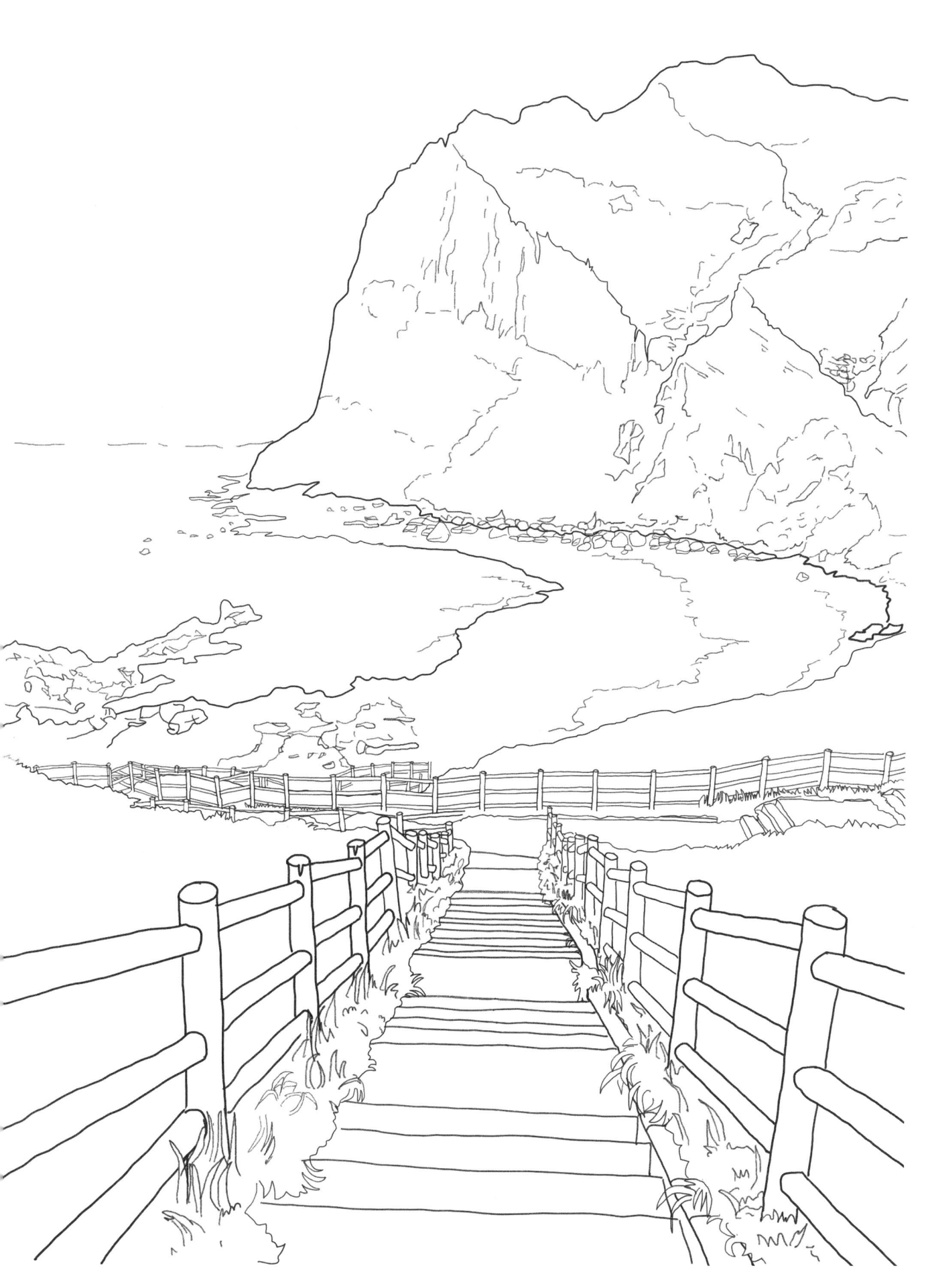

제주 | 한라산

경치가 빼어나고 산 정상에 화산호인 백록담이 있다.
다양한 동식물이 서식하는 천연보호구역으로 지정되어 있다.

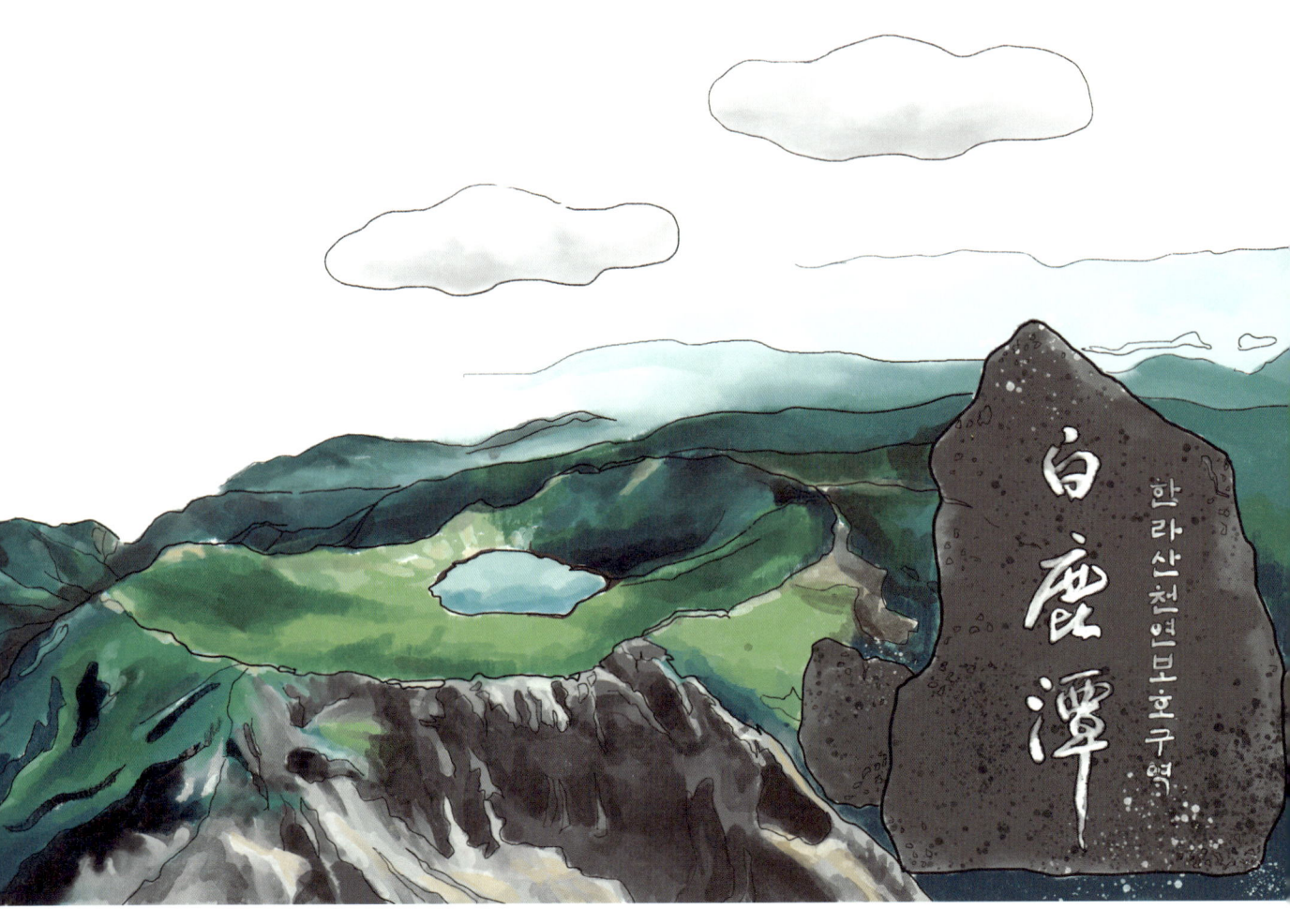

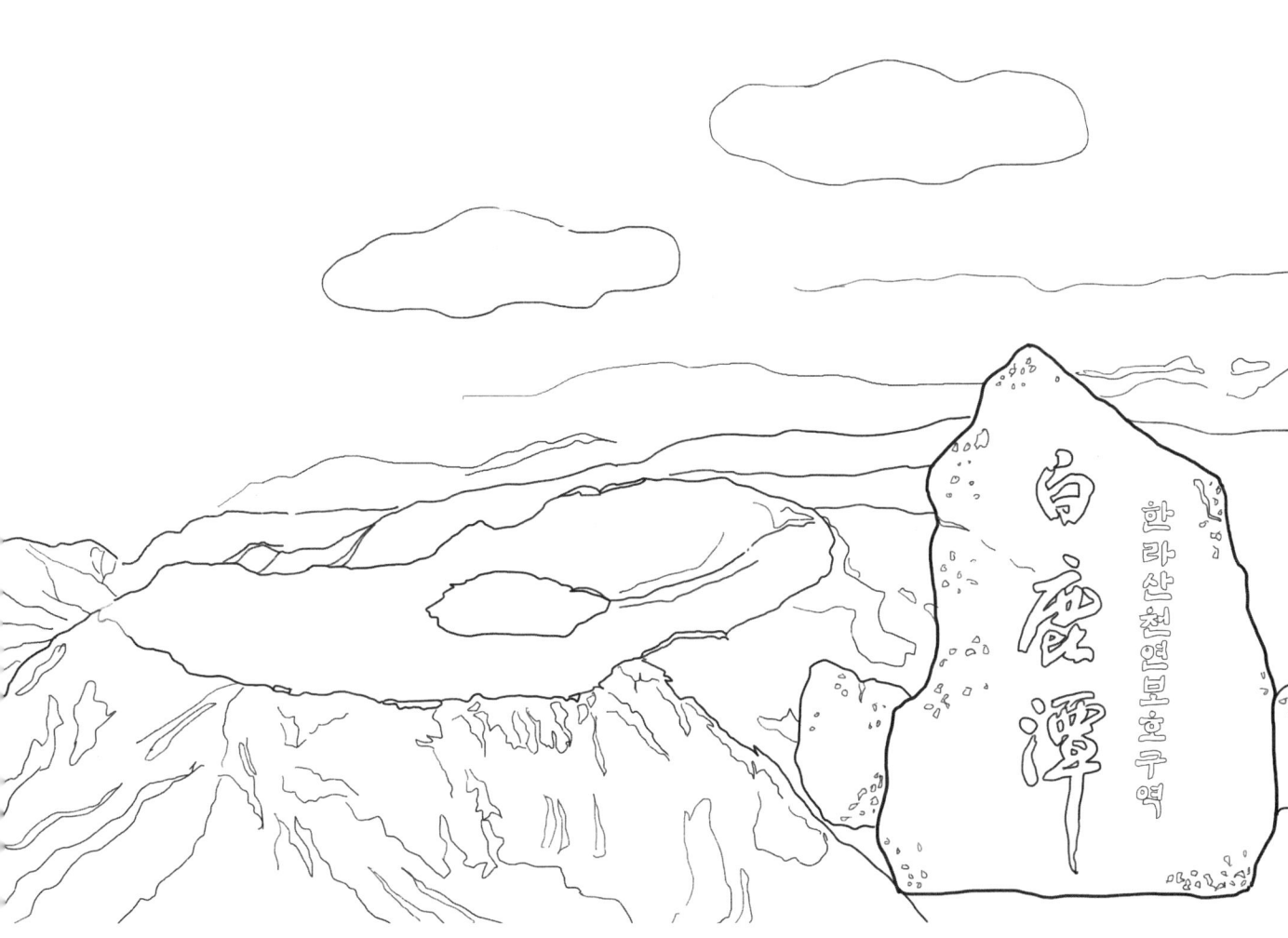

제주 | 성읍민속마을

제주 옛 민가의 모습을 간직한 마을로,
문화유산이 집단적으로 분포하고 있어 민속마을로 보호하고 있다.

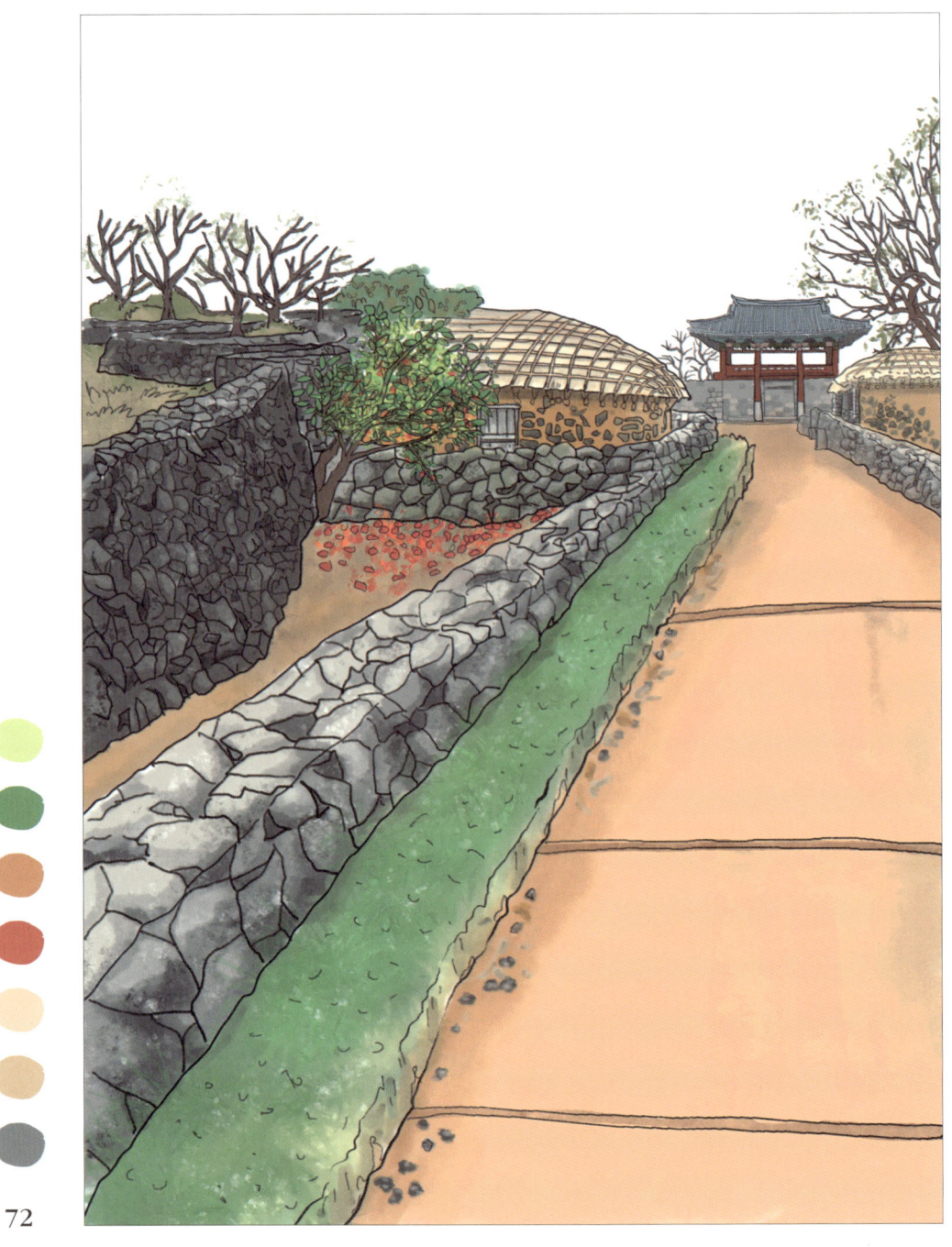

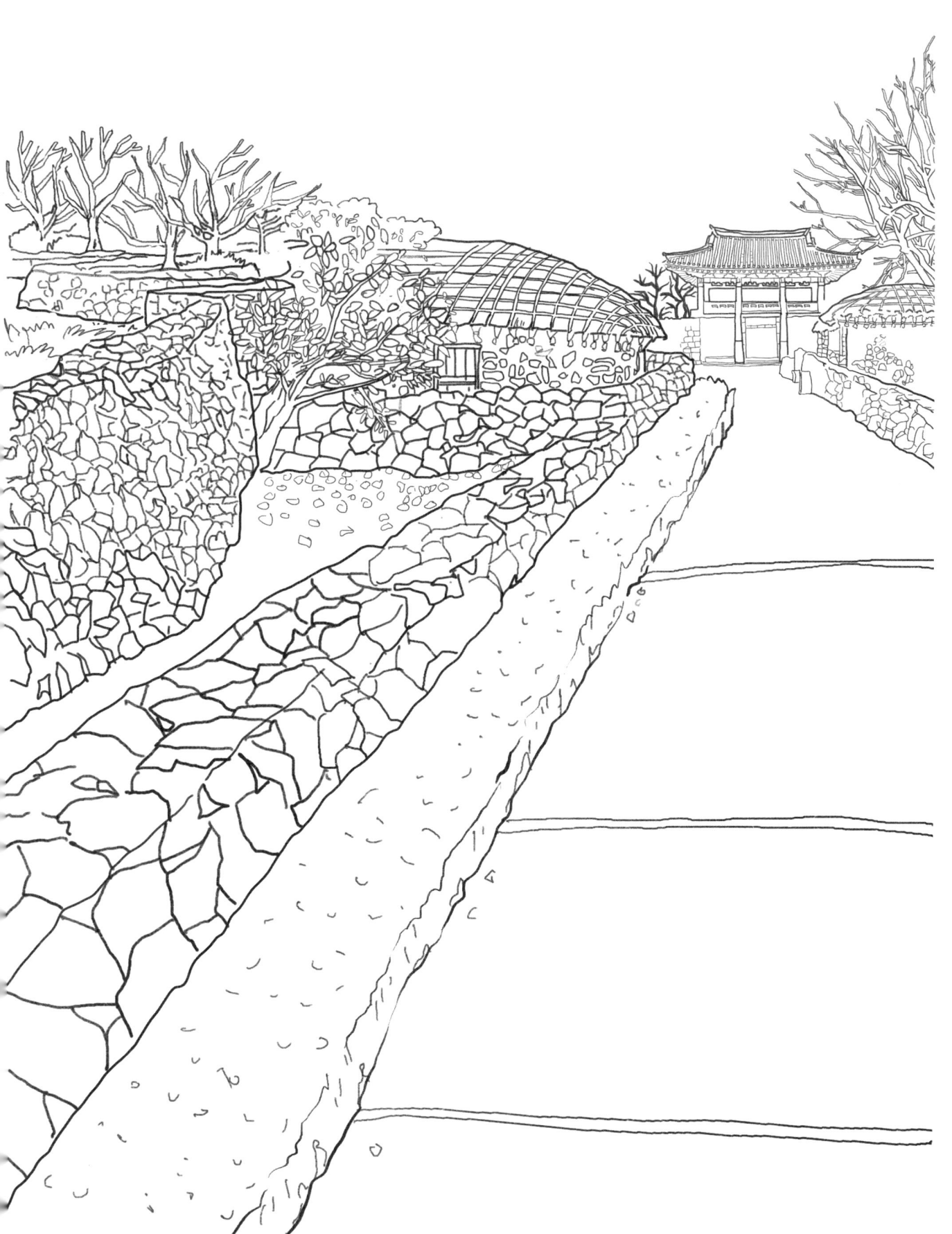

제주 | 용머리해안

용이 바다로 들어가는 듯한 모습을 한 바위,
검은 모래가 펼쳐진 바다와 하멜 상선전시관이 있는 유명한 관광지다.

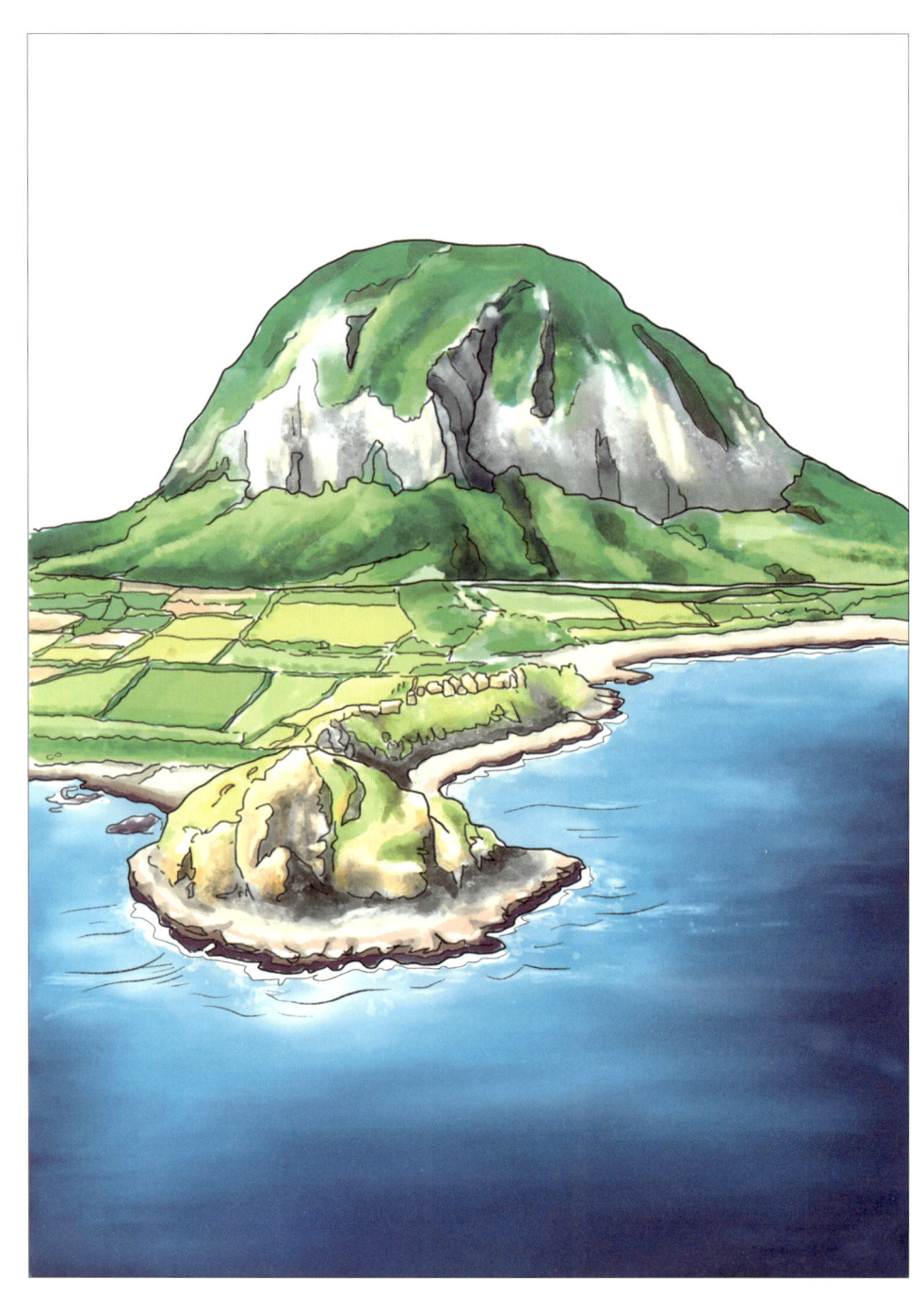

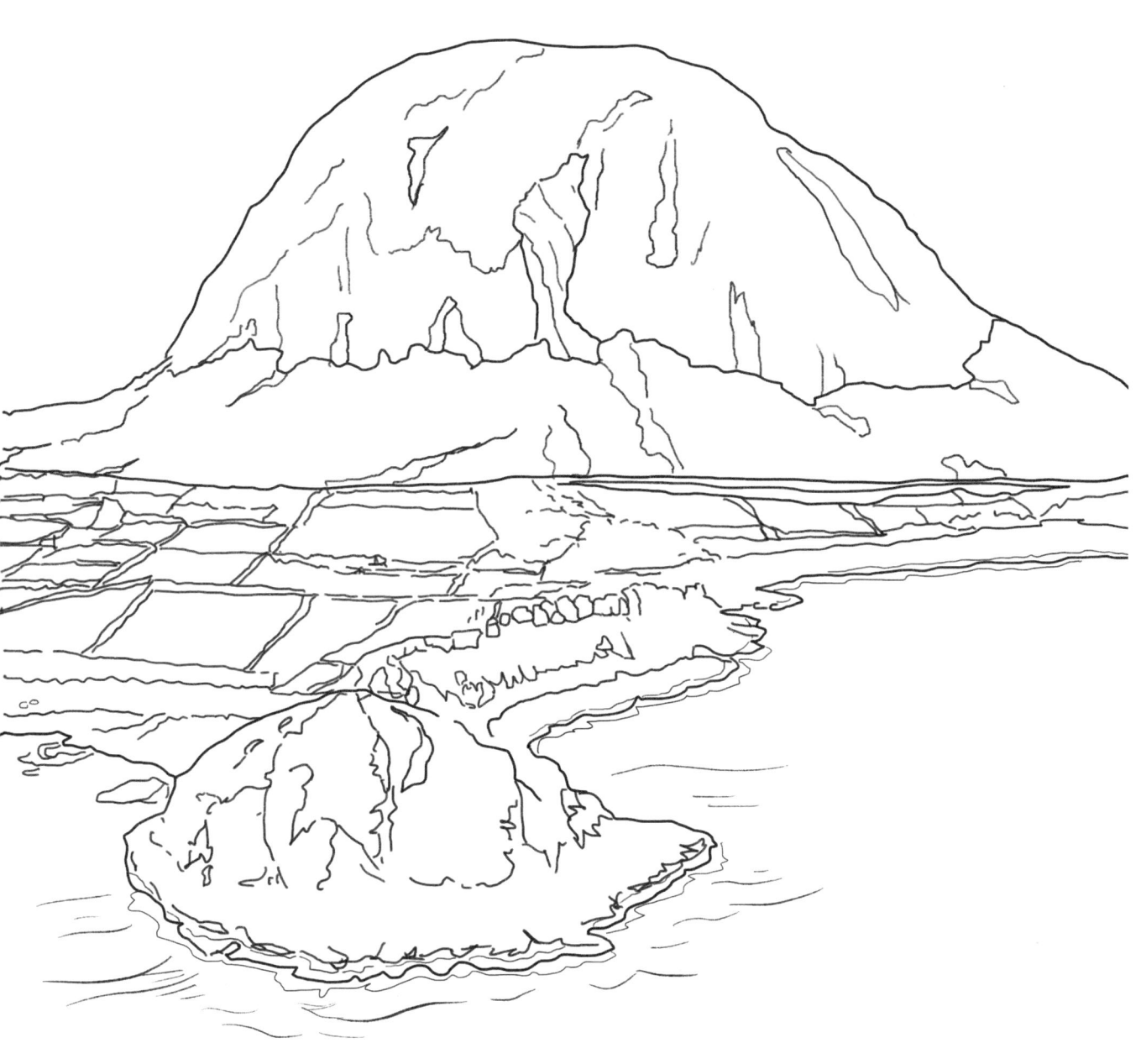

제주 | 산굼부리

하늘에서 보면 '산 위의 운동장'처럼 광활환 목야지가 펼쳐져 있다.
다양한 수목들이 공존하여 학문적으로 희귀하다.

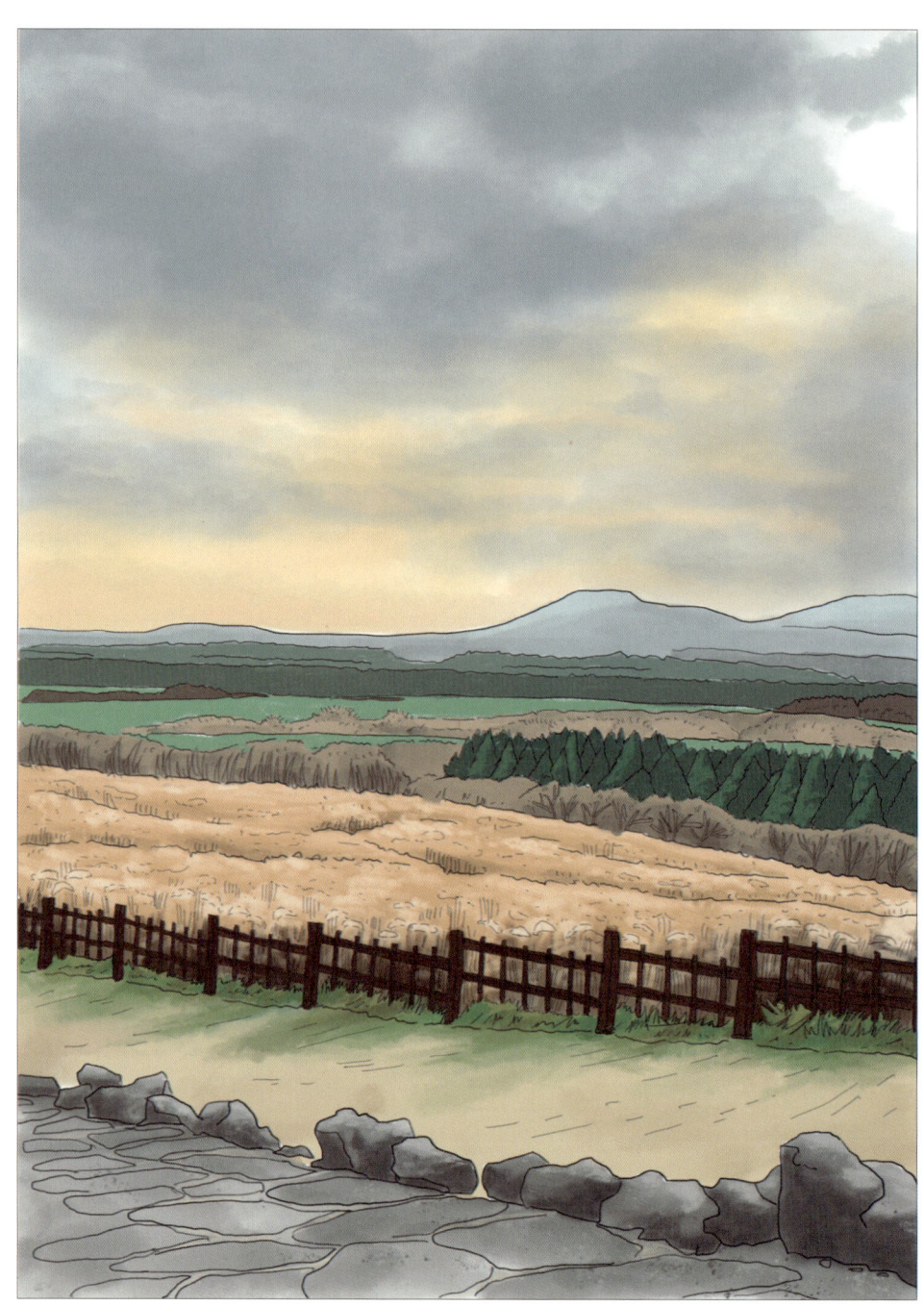

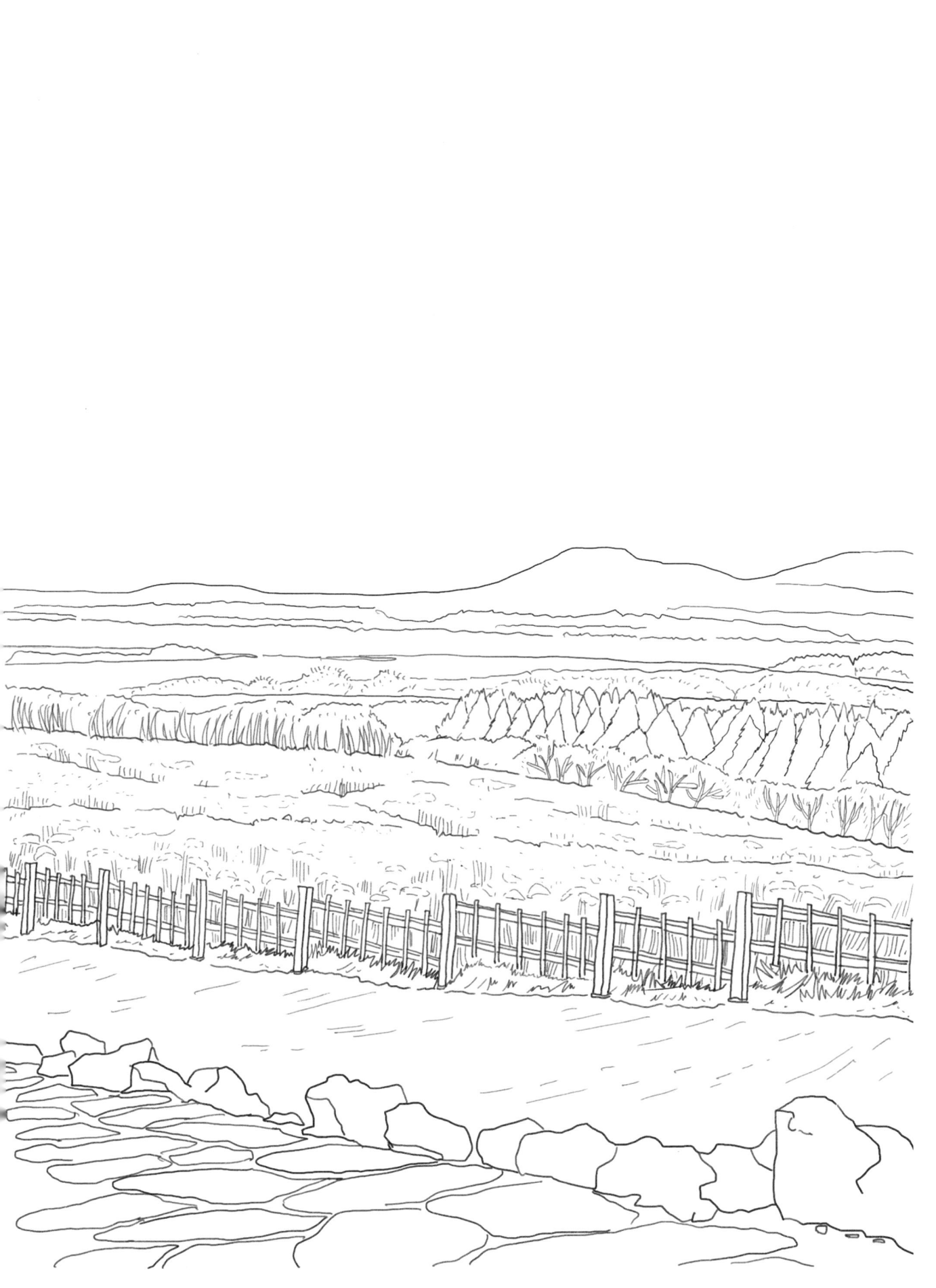

스케치 모음

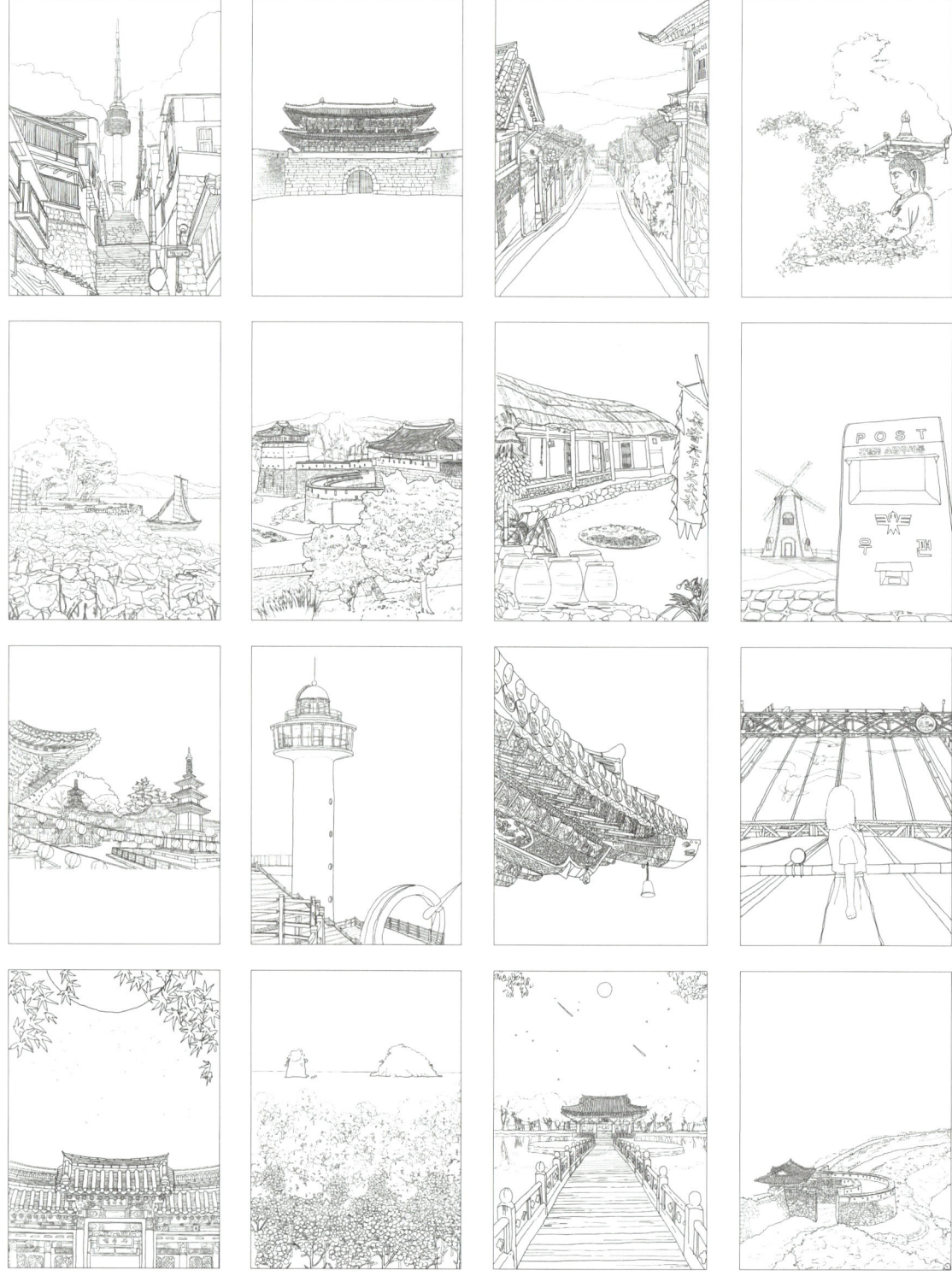

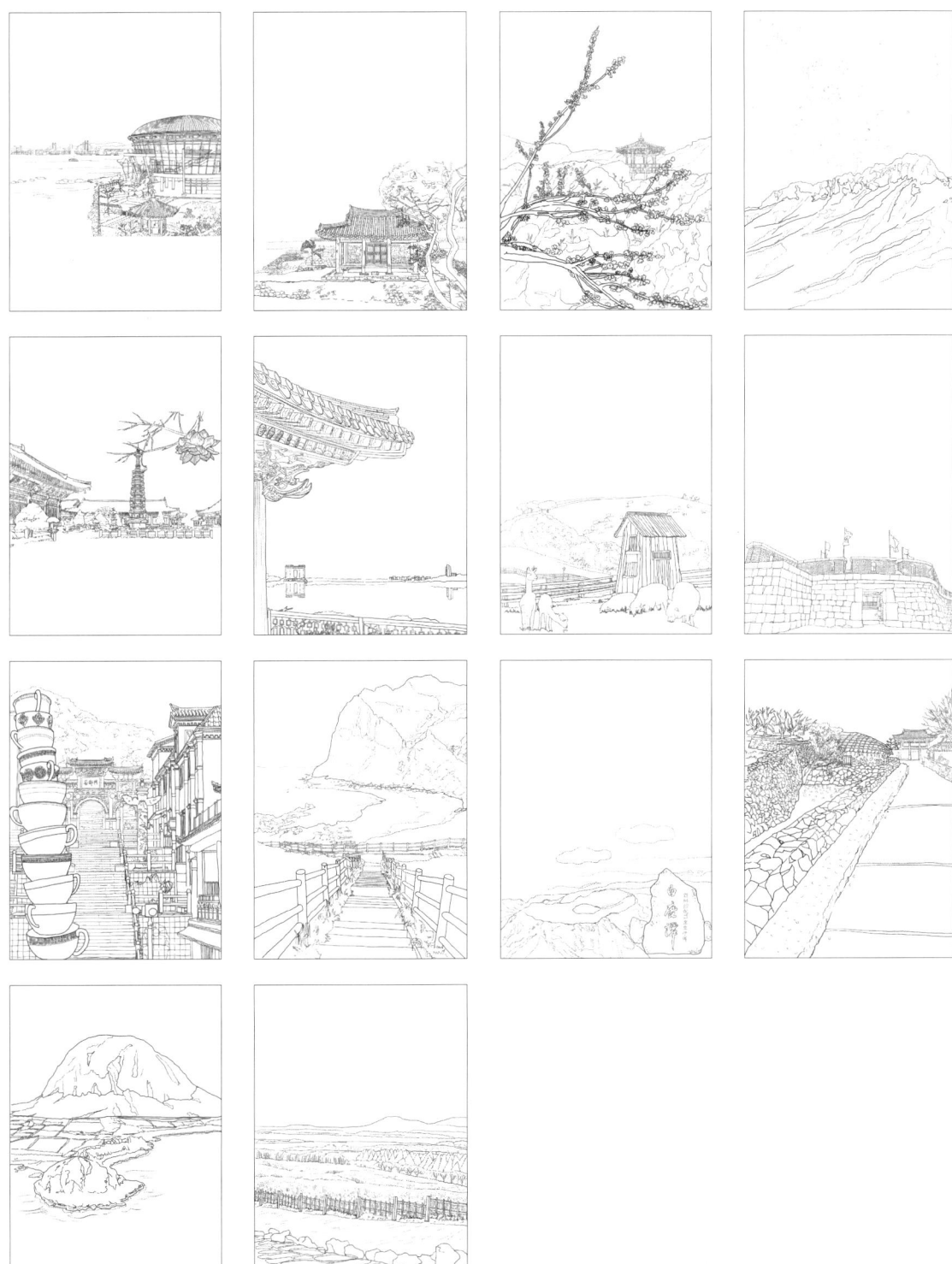

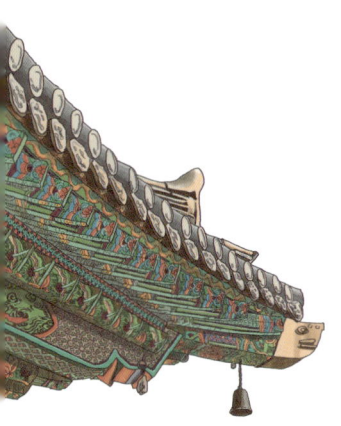